医学职业人格研究

主　编　李恩昌　郭　艳

陕西新华出版传媒集团
陕西科学技术出版社
Shaanxi Science and Technology Press
——西　安——

图书在版编目(CIP)数据

医学职业人格研究 / 李恩昌，郭艳主编. — 西安：陕西科学技术出版社，2021. 2（2021.10重印）
ISBN 978-7-5369-8010-5

Ⅰ. ①医… Ⅱ. ①李… ②郭… Ⅲ. ①医学-职业道德 Ⅳ. ①R-052

中国版本图书馆 CIP 数据核字(2021)第 147211 号

YIXUE ZHIYE RENGE YANJIU

医学职业人格研究

策　　划	宋宇虎
责任编辑	都亚琳　高　曼
封面设计	曾　珂

出 版 者	陕西新华出版传媒集团　陕西科学技术出版社 西安市曲江新区登高路 1388 号 陕西新华出版传媒产业大厦 B 座 电话 (029)81205187　传真 (029) 81205155　邮编 710061 http://www. snstp. com
发 行 者	陕西新华出版传媒集团　陕西科学技术出版社 电话(029)81205180　81206809
印　　刷	西安五星印刷有限公司
规　　格	710mm×1000mm　16 开本
印　　张	7. 25
字　　数	130 千字
版　　次	2021 年 2 月第 1 版 2021 年 10 月第 2 次印刷
书　　号	ISBN 978-7-5369-8010-5
定　　价	45. 00 元

《医学职业人格研究》

编 委 会

主　编　李恩昌　郭　艳

副主编　许慧清　刘宪亮

编　委　李　萌　梅思佳　李永生

郭艳艳　汪玲玲　王双苗

田润录

主编简介

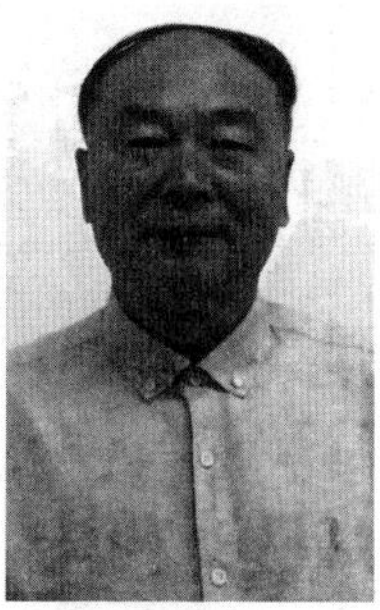

李恩昌，教授，陕西武功人，现任温州医科大学健康与生命伦理学中心主任，中国伦理学会健康伦理学专业委员会执行主任，兼西安交通大学新闻出版研究中心特聘研究员、中国社会科学院应用伦理学研究中心特邀研究员，《中国医学伦理学暨生命伦理学年鉴》主编，曾任陕西省第6届人大代表。主持和参与省及国家基金4项，多项研究成果被《人民日报·内参》等转发，参与的有关研究得到了中央领导批示。在中国、英国、美国等期刊发表论文130余篇，其中被SCI、SSCI收录10多篇；发表报道类文章100多篇；获得4项省部级奖励；主编、参编著作、书籍30余部；荣获高校、陕西省优秀主编、优秀编辑奖20多次。

曾长期在西安交通大学工作，与同仁合作创办《中国社会医学》杂志，创办《中国医学伦理学》杂志并任编辑部主任、专职副主编20多年。作为我国最早进行医学伦理学和健康伦理学研究的知名专家之一，其1988年主编的《社会医学概论》、1991年主编的《健康道德》和2011年主编的《科学健康观与健康型社会》均为我国该领域最早的专著；在相关论文和著作中形成了一系列理论概念，“科学健康观”“健康经济”“健康政治”“健康文化”“健康型社会”等诸多观点受到著名医学家吴孟超院士等专家的首肯。

主编简介

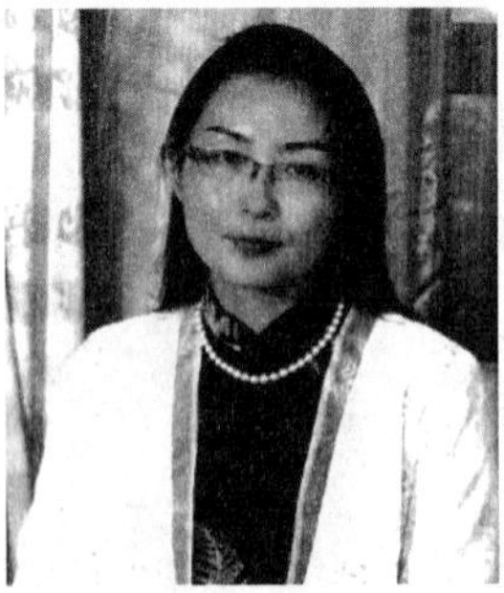

郭艳，医学博士，博士后，山东济南人。现任中国中西医结合杂志社 Chinese Journal of Integrative Medicine 副主编、编辑部主任，中国中医科学院西苑医院综合内科主任医师、硕士生导师。兼任中国中西医结合学会理事、编辑工作委员会副主任委员，中国医师协会中西医结合分会委员，中国伦理学会健康伦理学分会副主任委员，中国中西医结合学会活血化瘀委员会心血管专家组委员，中华中医药学会编辑分会常委，中医药科技期刊评价体系研究组成员，北京中西医结合学会成果转化委员会委员，国家自然基金课题评审专家。

目前主持中国科协科技期刊卓越项目、中文精品科技期刊项目及国家自然资金课题各 1 项，在国际 SCI 及国内核心科技期刊上发表医学及编辑学论文 30 余篇，主编书籍 2 部。所办刊物 2017 年获出版界最高奖——中国出版政府奖，其中文版获科协精品期刊 TOP50，连年获中国科技百强期刊；其英文版被 SCI-E 收录，多次获国家自然科学基金、中国科技期刊国际影响力提升计划资助；2012—2019 年被连续评为中国最具国际影响力学术期刊，2019 年入选中国科技期刊卓越项目梯队。

前　言

“医学职业人格”，是由中国学者提出的原创性中国话语，有着深刻的内涵和外延。

改革开放以来，我国医疗卫生事业的内部运行机制和外部环境都发生了急剧的变化，对医疗卫生的职业道德提出了巨大挑战。医疗卫生的行风问题在20世纪末的几年的行风评比中都处在前几名，医德医风问题成为全社会关注的焦点之一。这一问题的解决，必须从内、外因2个方面着手。当时，自己在阅读日本伦理学类的一本刊物，其中多次讨论的“职场意识”这一概念，给我留下了深刻的印象。于是，在较长的一段时间内，联系到自己日常所闻所见：我国在由农业社会进入现代工业、商业社会的过程中，不少人对职业场合缺乏认识，分不清职业关系、朋友关系、家庭关系，因而也没有建立相应的意识来处理好这些关系，给工作和生活都带来了较大的影响。经过较长时间的准备、思考，联合多位学界同行对此做了研究，撰写并发表了关于“医学职业人格”的系列文章，这些文章于2005年陆续发表在《中国医学伦理学》杂志。

“格物、致知、正心、诚意、修身、治国、平天下”，是中国儒家对理想人格包含内容和形成逻辑的理论描述。对医学职业人格的探讨，首先要侧重对其形成机制和内涵的研究，这些文章对此做了探讨。文章一经发表，就引起了强烈的反响，后续又有不少作者也发表了相关文章，一时形成了关于医学职业人格研究的小热潮。尤其是在2006年年初，中华医学会医学伦理学会原副主委张鸿铸教授专门就此撰写文章，评价颇高：“它给时处乏力、乏效状态下的医德教育送来一股清风、一阵春雨。它有助于把医德教育推进一步、深入一层、提高一级。因为这篇(组)文章具有引领性、系统性、践履性和资政性。它有助于引领医德教育步入一个新境界；它系统阐述了‘职业人格’是什么、为什么和怎么做；它切中当前医德教育的要害，找到了医德教育问题的症结，抓住了医德教育的核心；它的资政性表现在它想从教者之所想、求从教者之所求，它对从教者在如何推进医德教育上提了醒、支了招、献了策。”

提出医学职业人格的探索也表明，在医学人文社会科学建设中，必须从“跟跑”思维转变为“并跑”“领跑”思维。在这个问题上，我们绝不应一概排斥和反对西方的医学人文理论，相反地，要把它作为构建中国医学人文社会科学的理论滋养。但是，也不能一味地唯西方理论为标准，把西方的某些理论作为中国医学人文学科构建的根本。中国的医学人文社会科学是建立在中国的医学和医疗卫生事业基础之上，从更大范围来看，是建立在中国经济、政治、文化和社会的基础之上，而中国的医疗卫生事业，中国的经济、政治、文化、社会，都与西方有很大不同，这决定了中国的医学人文社会科学与西方的医学人文社会科学有许多不同甚至本质不同，虽然医学科学和医疗卫生的全人类性决定了东、西方医学人文科学有某些共同之处。

客观地讲，医学职业人格是一个内涵深刻、外延丰富的学科概念，既具有较强的理论性，又具有较强的实践性。对它的研究仅仅是开始，许多方面还未展开，许多内容还未涉及，应该组织更多的学者参与这一研究，以便从理论到实践，从历史到现代，从国内到国外深入进行学术研究。使它这颗学术幼苗，成长为医学人文社会科学理论体系的参天大树，为以"生命至上"健康中国战略的实施作出贡献。目前，国内外广泛讨论的信念伦理与责任伦理，美德伦理与规范伦理，都为我们构造具有中国特色的医学职业人格提供了理论滋养，我们应该认真汲取。

在本书出版之际，首先要感谢我国著名医学伦理学家张鸿铸教授。张教授长期在天津市卫生系统工作，一生致力于医学伦理学和卫生文化的研究，在医学道德养成、医疗行风建设方面建树颇多。他人品高尚、理论学养深厚、文字清新优美，是一位深受学界爱戴的医学人文大家。2006 年年初，当他看到我们撰写的医学职业人格系列文章后，十分欣喜，立即撰写了《读医学职业人格文章刍议》的文章，予以赞赏支持，使我和合作者备感鼓舞。如今张教授已经作古，在本书出版之际，谨对张鸿铸教授表示深切缅怀。还要感谢学术合作者郭艳、刘宪亮、李永生、许慧清、梅思佳、王双苗等的通力合作，他们在学术上的合作和支持，为本书的出版奠定了基础。感谢西安交通大学及相关部门领导、同事的关心和支持，感谢温州医科大学领导、温州医科大学社科处和马克思主义学院领导、老师的关心，以及为本书出版提供的各种支持。

李恩昌

2020 年 6 月

目 录

论医学生医学职业人格培养的必要性

——医学职业人格研究之一

党的十六届三中全会提出了“坚持以人为本,树立全面、协调、可持续的发展观,促进经济、社会和人的全面发展”的新科学发展观,对医疗卫生事业的发展起着重要的指导作用。[1]为了更好地贯彻科学发展观,实现社会的全面发展,必须高度重视人们的职业人格培养,提高人们的职业素质,发挥人们在工作中的最大潜力,为社会的持续发展提供强大动力。由于医疗卫生事业的发展对社会的持续发展起着重要的作用,而医学生是我国医疗卫生事业的后备人才,因此,医学院校在重视对学生进行知识传授、能力培养的同时,也要高度重视学生的医学职业人格培养,使医学生具有良好的职业素质,以促进医疗卫生事业的发展。

1　医学生职业人格培养的必要性

职业人格是个人为适应社会职业所需要的稳定的态度,以及与之相适应的行为方式的独特结合。良好的职业人格一旦形成,往往能使自己正确的职业观成为一种自觉的行为表现,在复杂的社会环境和激烈的就业竞争中,能够表现出较强的心理承受能力,积极稳健的处世态度。它是人生存和发展的必备条件,也是社会持续发展的动力源泉。因此,加强对医学生的职业人格培养非常必要,它有助于增强学生的责任意识和奉献意识,有助于医学生形成健康的医学职业人格。

1.1　知识经济发展的需要

知识经济社会,知识创新将成为未来社会文化的基础和核心,是否具备大量的创新型人才将成为决定国家竞争力强弱的关键。而创新型人才首先需要有健全的职业人格,只有具备健全的职业人格,才能在学习和工作中潜心钻研、虚心学习、善于创造、甘于奉献,才能取得创新性成果,才能促进自身和社会的发展。特别是随着知识经济的发展,知识更新不断加快,社会需要的是具有可持续发展能力的创新型人才。然而,创新型人才的培养是一个系统工程,它需要通过多种环节、多种途径、多种手段逐渐形成。因此,医学院校在重视对学生传授知识的同时,也要加强对学生职业人格的培养,使学生具有较强的交际能力、合作能力、创

本文作者李恩昌、刘宪亮,刊载于《中国医学伦理学》2005 年第 1 期。

新能力和社会适应能力,使学生树立现代职业观念,形成健康的职业人格,在未来的社会职业竞争中,做到干一行、爱一行、钻一行,发挥自身最大潜力,促进社会最大发展。

1.2　素质教育的需要

素质教育的思想内涵是教学生学会生存、学会学习、学会关心、学会合作、学会共事、学会正确处理各种矛盾、学会辨别各种是非,明确历史使命,坚定理想信念,促进全面发展。健康的职业人格是人的职业素质的核心部分,素质教育的目的就是使人形成健康的人格。现在,世界发达国家都在研究21世纪人才素质的培养,尽管各国构想目标不一样,但都强调一流的意识,站在国家前列的精神和放眼全球的经济眼光。美国哈佛大学明确提出,要培养国家的职业领袖,而不是专业人才。20世纪80年代末,在联合国教科文组织举行的21世纪人才素质研讨大会上,与会专家一致认为,21世纪人才需要通过三张证书:学术性、职业性、事业心证书,如果没有事业心证书、学术性证书,职业性证书的潜能就难以发挥,没有任何实际意义。一些国家特别重视对学生的职业人格培养。在美国,学生的职业教育从幼儿园开始,他们的目标明确,每年都会进行职业测评,这对学生职业人格的培养起着重要的作用,也对社会的发展提供了强大的精神动力。目前国内在这方面还基本上处于空白状态,既没有系统的方法和完整的制度,也缺乏科学的理念和完备的资料。因此,在大力倡导素质教育的今天,医学院校应更新观念,开阔视野,在关注学生学习成绩的同时,更要关注学生的人格培养,根据专业特点和人才培养需求,使医学生形成健康的医学职业人格,促进医学生的全面发展。

1.3　学生就业的需要

随着社会主义市场经济的发展和学生就业制度改革的深化,优胜劣汰成为大学生就业的重要法则。大学生能否顺利就业,能否找到适合自己特点的工作,关系到个人将来的充分发展,关系到社会人力资源的充分开发,关系到社会的可持续发展。目前,中国青年政治学院副院长陆士桢教授的一项调查表明,有67.29%的大学生确定了自己的职业定位,但是有49.84%的大学生对自己所选择的职业缺乏了解,从数字看有近一半的大学生没有进行过职业生涯设计[2](职业生涯设计是指一个人一生职业发展道路的设想和规划,包括如何在一个职业领域中得到发展,打算取得什么样的成就等问题)。健康的职业人格,有助于学生合理设计自己的职业生涯,是医学生迈向成功的第一步。面对激烈的就业市场,必须加强医学生的职业人格培养,使学生构建合理的知识结构,培养职业需要的实践能力,并能根据自己的性格、兴趣、气质、能力和专业,科学设计职业生涯,掌握就业需要的技巧,增强市场就业竞争力,促进顺利就业。

1.4 合格医学人才培养的需要

医疗卫生行业是一个服务性、实践性很强的行业，它要求医务人员的诊疗、护理行为要对患者有利：不仅有利于恢复病人的健康，而且有利于减轻病人的经济负担；不仅有利于病人体质的恢复，而且有利于病人精神的愉悦；不仅有利于医学科学的发展，而且有利于促进人类的健康。[3]这要求医务人员不仅要有较高的医疗水平，还要有健康的医学职业人格。当前，受社会多元价值观和道德观的影响以及西方不良文化的侵蚀，医务人员的执业环境受到了巨大的挑战，个别医务人员出现了职业意识不强、职业道德滑坡等现象，不仅不利于保护人民群众的生命和健康，也对医学生的发展带来了不利影响。医学生是我国医疗卫生事业发展的中坚力量，他们的素质关系着医疗队伍的素质，关系着人民群众的生命和健康，这就要求医学生不仅要有扎实的知识、较强的能力，更要有健全的人格，只有这样才能更好地服务病人、服务社会。因此，加强医学生的职业人格培养十分必要，它有利于医学生向一名合格医学人才的转变，有利于医学生形成健康的医学职业人格，有利于医学生牢记医德誓言，献身医学，热爱祖国，忠于人民，恪守师德，尊师守纪，刻苦钻研，孜孜不倦，精益求精，全面发展。

1.5 卫生事业发展的需要

我国的卫生事业正在逐步适应社会主义市场经济，适应生物医学模式向“生物-心理-社会”医学模式的转变，适应广大人民群众不断增长的多层次卫生需求的转变，它将成为重要的社会保障体系，成为人人都需要的群众受益并承担一定社会福利职能的社会公益事业。然而，目前我国医疗卫生事业还相对比较落后，城乡之间、地区之间还不十分平衡，为了实现这一目标，就需要医务人员有健康的职业人格和过硬的综合素质。特别是随着当代自然科学和医学的巨大进步，社会主义市场经济的发展和对医学愈来愈大的影响，健康愈来愈成为广大公众的普遍要求。在这些新的情况下，如何处理和对待医学新技术应用中的种种伦理难题，如何对待卫生保健服务面临社会主义市场经济的种种困境，医学生在错综复杂、交替万千的社会现象面前如何确定自己的道德坐标，人类如何理智地处理自我健康和社会群体健康的利益关系，如何调节眼前利益与长远利益的矛盾，都是摆在医疗卫生人员面前的重要问题。[4]为了更好地处理这些难题，需要医务人员不断提高自己的职业道德和职业精神。因此，加强医学生的职业人格培养，使医学生具有远大的理想、坚强的毅力、良好的道德和积极的创新意识，从而在学习和工作中，开阔视野，加强研究，刻苦钻研，善于创造，促进医疗技术水平的提高，促进各种利益群体的和谐，促进医疗卫生事业的发展。

2 医学生职业人格培养的基本要求

医学职业人格是从事医学职业的人们在医疗工作中所具有的人格，其培养教育是坚定的职业意识、良好的职业道德、崇高的职业理想和强烈的职业责任教育的有机结合过程。

2.1 职业意识教育是职业人格培养的前提

职业意识是人们对职业劳动的认识、评价、情感和态度的总和,是支配和调控全部职业行为和职业活动的调节器。培养正确的职业意识是形成健全职业人格的前提。职业意识一旦形成,有利于人的潜能的发挥。著名职业规划大师、新东方文化发展研究院院长徐小平说:“职业意识听上去非常简单,但实际上蕴含着巨大的启蒙价值,是中国社会进入小康小资、实现长治久安一定要建立的核心价值观之一。”[5]职业意识的培养是长期的,需要长期的教育和锻炼才能逐步形成。美国职业咨询师协会前任会长普利特博士说:“从六岁开始,我们应该让每个孩子、每个青年都有一种意识——职业意识。”医学生作为青年中的一个群体,是人才的后备军,他们的职业意识反映了社会对职业的评价和其自身的兴趣素质,也决定了他们的择业态度、择业方式和择业状况。所以,医学院校从学生入学起,就要加强对学生的专业特色教育,使学生树立较强的职业意识,从而端正职业心态,刻苦学习,努力钻研,为更好地从事医学事业打下基础。

2.2 职业道德教育是职业人格培养的关键

职业道德与人们的职业活动紧密相连,是一定的社会对于从事一定社会职业的人的一种特殊道德要求,是社会道德在职业生活中的具体体现。医学职业道德是从事医学职业的人们在医疗工作中应遵守的行为规范的总和,也是医务人员在接受道德教育和自我修养后所具有的职业操守。[6]综观发达国家如日本、德国、美国等,其制造出的产品总体来说都做工精细而考究,究其原因是企业员工对自己所从事的工作勤奋、认真和执着,常常把本职工作做得好坏与自己的人格荣辱联系在一起,对工作有着严肃认真的态度,哪怕是十分不起眼的工作,也力求尽善尽美。这一切都可以归结为在这些国家的职业教育中灌输了一种求真务实的“职业素养”教育。[7]要使学生成为深受社会欢迎的接近“零距离”的岗位职业人,必须强化对学生职业道德、职业素养的教育。因为医疗卫生水平的提高,不仅取决于过硬的医疗技术,更要有良好的道德品质,只有以高尚的职业道德为基础,才能建立起和谐的医患关系,才能保障各项医疗技术的顺利开展,才能在医患良性互动中建立起彼此尊重和相互理解的关系。医学生的职业道德教育,是对学生进行医学职业人格培养的一个关键方面。它是教育学生具有良好的医学职业道德,能够遵守基本的道德规范、法律规范和技术规范,能够全心全意为病人服务。因此,在新的条件下,必须根据医学生的个性特点和医学实际,加强医学生的职业道德教育,使其高度重视职业道德的自我养成,逐步形成职业道德习惯,从而塑造健康的医学职业人格。

2.3 职业精神教育是职业人格培养的基础

职业精神是与人们的职业活动紧密联系,具有自身职业特征的精神,具有强烈的职业责任、良好的职业纪律、自觉的职业良心和可靠的职业信誉。个人一旦形成高度的职业精神,将会发挥自身最大价值,促进社会的发展。武汉大学在“社会究竟需要什么人才”的用人市场调查研究中发现,“敬业精神”是用人单位最为看好的人才素质,这说明用人单位需要员工有高度的职业精神。日本职业学校始终给学生强烈而全面的职业人目标定向:高超的技术能力、敬业尽职的精神、组织和个人生涯发展的理念、职业人的认同和自豪感等,认为它在很大程度上决定着学生的学习成效和未来的生涯发展,因此从各个环节加强这种职业人的定向工作。[8]我国在培养学生的职业精神方面,从小的方面说,从各个环节都做得不到位;从大的方面说,我们的教育从根本上缺乏职业精神的培养,没有这种精神,我们的教育就不能超越现状。在非典流行期间,一位医生在走上救治非典病人的岗位前,平静地对为他担忧的妻子说:“我是医生,这是我的职业。”一句普通的话语,反映出医务人员对职业精神的深刻理解,正是许许多多医务人员的高度职业精神,才为我们战胜非典奠定了坚实基础。因此,我们必须以各种方式加强医学生的职业精神的教育,使医学生具有高度的责任感和使命感,为形成健康的医学职业人格奠定基础。

2.4 职业理想教育是职业人格培养的核心

职业理想是指人们对未来工作的部门、工作的种类及在工作上达到何种成就的向往和追求。正确的职业理想能够引导大学生在未来的工作中找到个体和社会的契合点,使个体职业与社会需要和谐统一。当今时代,世界多极化,经济一体化,文化多极化,价值多样化,这种多元化的时代和社会给医学生的理想追求提供了前所未有的广阔思路和选择空间,使他们的人生目标选择也呈现了多方位的特点,部分医学生受到利益取向的制约,更多地考虑职业的报酬、福利、社会声望和经济待遇,这对医疗卫生事业的发展是极为不利的。因此,职业理想教育对医学生来说非常必要,它是医学生形成健康医学职业人格的核心。有了职业理想,才有明确的人生奋斗目标。美国的戴维·坎贝尔说过:“目标之所以有用,是因为它能帮助我们从现在走向未来。”卢梭也说过:“选择职业是人生大事,因为职业决定了一个人的未来。”因此,医学院校要高度重视对医学生的职业理想教育,使医学生形成健康的医学职业人格,促进医学生顺利就业和乐于从业。

2.5 职业权益教育是职业人格培养的保证

职业权益是指人们在执业过程中所享有的权利以及如何用法律手段维护自身合法权益。职业权益教育,有利于人们增强法律意识,有利于人们依法从业,有利于人们实现正当利益,有利于促进行业的发展。目前,医务人员的执业环境受到了巨大挑战，医疗纠纷不断增多，破坏医院秩序，殴打、侮辱甚至杀害医务人员的事件时有发生，医务人员的人身安全和人格尊严受到了严重威胁。中国医师协会于2002年3月和2003年12月在全国范围内就医疗行业现状进行了2次调研，在首次进行的医师执业状况调查中，认为执业环境良好和一般的占5.18%和34.15%，较差和极为恶劣的占47.35%和13.32%；在第二次调研中，认为执业环境良好和一般的占7.1%和43.5%，较差和极为恶劣的占37.3%和11.1%。在首次调研中，医师愿意自己的子女报考医学院校的占10.89%，不愿意和随子女意愿的分别为53.96%和35.15%；在第二次调研中，愿意自己的子女报考医学院校的占10.4%，不愿意和随子女意愿的为63.0%和26.6%。从以上2组数据的对比中不难看出，广大医师对当前的执业环境是不满意的，认为良好的虽然略有上升，但也仅占7.1%，而他们的执业心理在发生着变化，他们对执业前景很不乐观。[9] 尤其是在第二次调研中，医务人员不愿意自己的子女报考医学院校的比例为63.0%，比首次调研上升了10个百分点，长此以往将会对我国的医学科学事业发展产生极为不利的影响。因此，在强调学生的奉献精神和服务意识的同时，加强学生的职业权益教育非常必要，它有利于学生形成健康的医学职业人格，有利于学生明确自己在医药卫生工作中的权利和义务，有利于更好地依法行医、更好地避免医疗纠纷，推动医学科学的进步和我国卫生事业的发展。

参 考 文 献

[1] 刘宪亮，李恩昌. 论科学发展观对艾滋病防治的指导作用[J]. 中国医学伦理学，2004，17(4)：17-19.

[2] 王本贤. 浅谈大学生职业生涯设计[J]. 教育与职业，2003，(11)：36.

[3] 徐玉梅，刘宪亮. 论和谐医学伦理观的构建[J]. 中国医学伦理学，2003，16(6)：38-40.

[4] 杜治政. 医学伦理学探新[M]. 郑州：河南医科大学出版社，2002：396.

[5] 徐小平. 职业意识从6岁开始[N]. 重庆商报，2004-10-28(2).

[6] 杜治政，许志伟. 医学伦理学辞典[M]. 郑州：郑州大学出版社，2003：103-104.

[7] 白鸿辉. 高等职业教育要强化学生职业素养的培养[J]. 长沙航空职业技术学院学报，2004，4(2)：7-8.

[8] 刘德恩. 日本人的职业精神从哪里来[J]. 河南职业技术师范学院学报，2004(3)：52-54.

[9] 《中华人民共和国执业医师法》实施情况调查报告[EB/OL] http://medsky.y63.net/Article_Print.asp？ ArticleID=594，2004-10-10.

论医学生职业人格培养的内容及途径

——医学职业人格研究之二

健康的医学职业人格是医务人员职业素质的核心部分,是医疗卫生事业持续发展的重要条件。因此,在研究医学生职业人格培养必要性的基础上,深入探讨医学生职业人格培养的内容和途径是十分重要的,它有利于医学院校高度重视医学生职业人格[1]的培养。

1 医学生职业人格培养的内容

人格集中反映了人的社会属性和个体之间的差异性,不同国家、不同民族、不同职业的人都具有不同的人格特质。职业人格,是指人作为职业权利和义务的主体所具备的基本品质和心理特征,它是一定的社会政治制度、物质经济关系、道德文化、价值取向、精神素养、理想情操、行为方式的综合体。所谓医学职业人格是指从事医学职业的人们在医疗工作中所具备的基本品质和心理特征,包括医务人员的世界观、人生观、价值观、信念、兴趣、能力、气质、性格等。因此,应从以下几方面加强医学生职业人格的培养,促进医学生形成健康的医学职业人格。

1.1 稳定的职业心理

稳定的职业心理是指具有较强的职业自尊和职业竞争心理,能够正确对待执业过程中的困难和挫折,能够不断促进自身在执业中的健康发展。稳定的医学职业心理就是对医学工作有着执着的追求和热爱,能够以满腔的热情对待病人、对待同事、对待自己,能够以平和心态对待工作中的各种困难,能够冷静地分析工作中的得与失,能够不断克服自己的不足,促进人格的完善和医疗技术水平的提高。医学生的生理和心理处在不断成熟的时期,容易受一些不良风气的影响,有时会对医学工作产生一些不正确的认识,这不仅影响学生的学习和发展,还会影响学生稳定医学职业心理的形成。因此,应重视对学生稳定职业心理的培养,使学生具有良好的心理素质,具有较强的心理承受和心理应对能力,具有稳健的医学职业心理。

本文作者刘宪亮、李恩昌、尚进、田润录,刊载于《中国医学伦理学》2005 年第 2 期。

1.2　正确的职业观念

职业观念是人们对职业活动的认识、态度、看法和观点，是一个人的世界观、人生观、价值观在职业生活中的反映。树立正确的职业观念是做好本职工作的前提。正确的医学职业观念是医学职业人格的核心，对学生的发展起着重要的导向作用，有利于医学生树立正确的职业平等观和职业荣誉观，有利于医学生树立正确的职业义利观和职业价值观，有利于医学生根据社会需求和个人特点确立正确的职业理想，有利于医学生树立良好的医学职业道德，在工作中严格要求、精益求精，全心全意为病人服务，促进医疗卫生事业的发展。因此，应重视对医学生的职业观念教育，使医学生坚定专业思想，明确职业权利和职业义务，形成正确的职业观念。

1.3　良好的职业性格

性格是指人对客观现实的态度以及与之相适应的行为方式方面的比较稳定的个性心理特征。职业性格是一定的职业对从业者在性格上的基本要求，每一种特定的职业都要求从业者具有适应特点的职业性格。良好的职业性格对从业者能力的提高和事业的发展起着极大的推动作用。医学是一门实践性、服务型、风险性很强的行业，医学特殊工作性质要求医务人员必须具有细心、耐心、热心、诚心、爱心等性格特征，如果缺少这些性格特征，很难胜任医疗卫生工作，很难做到全心全意为病人服务。因此，应重视对学生职业性格的培养，教育学生不断分析、评价自己的性格，找出与医学专业不相适应的性格缺陷，从而扬长避短，不断完善，形成与医学职业相适应的职业性格。

1.4　过硬的职业技能

职业技能是一个人做好本职工作的前提和保证，包括从事职业工作的专业知识技能和职业社会能力。专业技能是上岗后能胜任工作的前提，社会能力是能够做好工作的保证。因为一个人做好工作不仅需要过硬的基本知识技能，还要有较强的环境适应能力、团结协作能力、人际交往能力和学习创新能力。医学是救死扶伤、保护人民生命健康的事业，它要求医务人员不仅要有扎实的医学基本知识，还要有较强的动手操作能力、协调沟通能力和创新能力，只有这样才能更好地从事医疗卫生工作。因此，应重视对医学生职业技能的培养，使医学生具有合理的知识结构、全面的职业能力，为更好地从事医学职业打下基础。

2　医学生职业人格培养的途径

职业人格并不是天生的，一个人具有什么样的职业人格，是由他的生活环境、所受的教育以及所从事实践活动的性质决定的。医学生健康职业人格的培养是一个复杂的系统过程，医学院校应根据专业特点和学生实际，加强对医学生职业人格的培养,使医学生形成健康的医学职业人格。

2.1 医学课程设置与人文课程设置相统一

课程的设置是培养具有健全人格人才的核心环节,只有构建起面向21世纪、面向知识经济的课程体系,才能孕育出知识经济时代高素质的人才。课程体系的构建,要处理好传授知识与培养能力、健全人格的关系,要有利于大学生随着社会需要的变化实现知识的自我更新,把社会近期需要与长远需要结合起来,使课程对学生现在有用,将来更有用。因此,医学院校的课程设置要实现由专业素质教育向综合素质教育的转变,实现由侧重获取知识教育向增强健康人格教育转变。但是,长期以来我国的医学教育过分注重医学生的专业知识教育而忽视人文素质教育;课程设置比例不合理,突出医学知识的学习,轻视人文科学的教学;突出学生知识的积累,轻视能力的培养,这必然影响学生人文素质的提高和健康职业人格的培养。

专业教育和人文教育相结合是培养医学生职业人格的重要途径。人文学科在培养学生正确的世界观、人生观、价值观,培养学生正确的思维方式和较强的创新思维能力方面发挥着重要作用。一方面医学人才就其专业特点而言,要学会了解和理解人,掌握与人打交道的本领,就要具备人文科学知识和医学人道主义精神;另一方面要成才,就必须学会做人,必须树立正确的人生观和价值观,具备社会责任感和使命感,这些都与人文科学教育密不可分。可以说,医学与医学教育只有与人文社会科学相结合,并接受它的价值导向,才有可能培养出更多的优秀人才,造福于人类的健康。[2]从国外高等医学教育的现状看,在医学院校开设人文社会科学课程已成为一种共识。有关研究表明,我国医学院校的人文社会科学课程学时大约占总学时的8%,而国外医学院校中人文社会科学类课程占总学时的比例,美国、德国多达20%~25%,英国、日本为10%~15%。[3]因此,医学院校的医学课程设置与人文课程要统一,充分发挥专业教育和人文教育在学生职业人格形成中的重要作用。

2.2 理论教学与实践教学相统一

由于医学是一门实践性很强的学科,要求医学生不仅要有扎实的医学科学知识,还要有较强的动手操作能力,这就决定了理论教学和实践教学在培养学生成才方面发挥着同等重要的作用。临床实践教学是医学教育的重要环节,是培养合格医师的重要组成部分,医学生参与临床实践教学活动,能够验证、巩固、深化所学的理论知识,能够学习掌握各种疾病的诊疗、护理技术和方法,能够培养严谨、科学、扎实的工作态度和高尚的医德医风。实践教学是医学生成才的关键阶段,是把医学知识向能力和人格转化的重要一环。[4]因此,医学院校要高度重视临床实践教学在培养学生职业人格中的重要作用,教师在教学过程中要态度认真、一丝不苟,要严格按照法律和操作规程办事,真正做到尊重患者、关心患者、理解患者,使学生在临床实践中养成良好的职业道德,练就过硬的职业技能,为健康医学职业人格的形成打下坚实的基础。

课堂教学对学生知识的传授、人格的培养发挥着重要作用。医学生健康职业人格的培养也要发挥课堂教学的主渠道作用,在教学过程中要渗透品德教育,加强学生对职业的认识和了解,使学生形成与专业相适应的品格。同时在教学方法上,要改变以课堂为中心,以教师为主导的灌输式教学方法,采用讨论式、问题式的教学方法,启发学生发现问题、提出问题、解决问题的意识,培养学生理论联系实际的能力,使学生在平等和谐的氛围中,掌握知识、提高能力、健全人格,从而改变课堂教学中主要是培养学生智育而忽视人格方面培养的传统观念,把课堂变成健全人格教育的主战场。

2.3 第二课堂和第三课堂相统一

实践活动对学生的人格培养发挥着重要作用,主要有校内和校外 2 种方式,要充分发挥 2 种方式在对学生职业人格培养中的作用。第二课堂是指课堂教学之外的各项校内活动,它既是陶冶学生情操、开阔视野、增强思维能力、培养创造精神的重要阵地,也是加强医德修养,提高医学生职业人格的重要场所。第二课堂就其活动而言主要有社团、文体、科技等类型,医学院校要按照自愿、小型、多样、有益的原则,围绕医学专业,根据学生的兴趣和爱好,成立各种社团和协会,开展各种思想性、知识性、专业性、趣味性的活动,使学生在丰富多彩、健康向上的活动中潜移默化地接受教育、锻炼能力、陶冶情操,培养健康职业人格。

校外实践活动被称为学生的第三课堂,它以知识为桥梁,把学校与社会、理论与实践、知识与能力结合起来,使学生的德、智、体、美培养从局限于学校之内的封闭系统,转变为与社会广泛取得联系的开放系统。[5]第三课堂沟通了学生与社会的广泛联系,使学生在实践活动中实现了与社会的零距离接触,对学生职业人格的培养起到了重要作用。因此,医学院校要高度重视学生的第三课堂,在普通基础课和医学专业基础课阶段,要有计划地通过参观学习、医护劳动、临床见习等形式,让学生接触医院和病人,使学生了解自己未来的服务对象和医务工作者的职业要求,从而培养学生健康至上、热爱生命、尊重生命、理解与帮助病人的职业观念,树立良好的职业道德和职业神圣感。同时,学校也应广泛开展大学生三下乡、社会调查、健康宣传等社会实践活动,使学生接触社会、服务社会,增强社会责任感和使命感,真正使社会实践成为医学生职业人格培养的大舞台。

2.4 校园文化与医院文化相统一

大学作为传承文化、研究学问、培养人才的阵地,其校园文化氛围以独特的人文魅力影响着每一个学生。良好的校园文化是一种潜在无形的力量,可以提高大学生的人文素质,培养大学生健全的人格,医学院校要努力建设优秀的校园文化,让优秀毕业生回校举办各种讲座,介绍个人的成才和发展经历,发挥毕业生对医学生职业人格培养的影响作用。学校也应广泛开展内容丰富、形式新颖、喜闻乐见、健康向上的文化活动,使学生在健康活泼的校园文化氛围中,认知得到深化、情感获得升华、意志得到锻炼、个性得到陶冶、人格得以健全。学校还应努力加强校训、学风建设,充分发挥网络、报纸等媒体作用,营造良好的舆论氛围和人文氛围,充分发挥校园文化对医学生职业人格的教育导向功能。

医学专业的特殊性决定了医学生要在医院接受1~2年的临床实践教育,所以医院对医学生的职业人格培养发挥着极其重要的作用。在大力加强校园文化建设的同时,临床教学医院也要加强医院的文化建设,构建优秀的医院文化,做到医院文化和校园文化的统一,发挥医院文化对学生职业人格培养的指导、感染和教育作用。为此,医院应广泛开展诸如"向优秀医护人员学习""优质服务竞赛"等各种活动,让医学生参与其中,使医学生在活动中关心病人、服务病人,树立正确的职业观念,养成良好的职业道德,促进医学生健康职业人格的形成。

2.5 人格教育与人格影响相统一

教师在学生的职业人格教育中发挥着关键作用。教师传道、授业、解惑的过程也是教师的理想、信念、情操和教养等人格力量的展现,教师的教育是用一种人格去塑造另一种人格的事业,教师的人格魅力是一个巨大的教育资源,它可以发挥特有的教育功能。巴拉诺夫曾这样评价说:"教师的人格对于年轻的心灵来说是任何东西都不能代替的有益于发展的阳光。"[5]教师的人格力量是一种崇高的精神感召力,教师的人格对于学生的教育影响有一种无形的渗透力,对学生美化心灵、深化思想、升华精神具有重要作用,对他们的人生理想、价值取向、人格追求、精神境界都将会产生深刻的影响。

因此,教师在加强对医学生职业人格教育的同时,更要发挥人格魅力在学生职业人格培养中的关键作用。医学院校教师和临床带教老师要不断提高自己的学术水平、思想情操、道德修养,不断完善自己的人格,在工作中做到为人师表、敬业爱岗、热爱学生、关心学生,以自己的实际行动陶冶学生情操、启迪学生心智、激化学生品质、优化学生品性,促进医学生形成健康的职业人格。

2.6 职业指导和职业测评相统一

医学生正确的职业观念和良好职业人格的形成,需要正确的职业指导和科学的职业训练。职业指导能够帮助大学生正确分析自己的优势和不足,有利于医学生根据社会需求和个人特点,进行科学的职业生涯设计,从而端正职业心态,明确职业理想,努力学习,全面锻炼,构建合理的知识结构,培养职业需要的实践能力,完善职业需要的人格,为更好地走向社会打下基础。因此,医学院校要健全职业指导服务机构,对医学生的职业心理进行针对性的辅导,对学生的职业生涯进行合理的规划,并大力开展各种职业训练活动,使学生在全方位的指导和训练中形成健康的职业人格。

对学生进行职业指导的同时,也要加强对学生的职业测评,只有这样才能使职业指导更具针对性和实效性。要定期对学生进行霍兰德职业能力人格测验。霍兰德职业能力人格测验是美国心理学家与就业指导专家霍兰德(T. L. Holland)在其职业人格理论的基础上修订的。霍兰德职业人格理论认为,根据性格特征与职业选择的关系,可以将人的性格划分为6种类型,并分别与6类职业相对应,如果一个人具有某一种性格类型,不仅易对这一类职业发生兴趣,并且也适合从事这类职业。这6种性格类型分别是现实型、研究型、艺术型、社会型、企业型、常规型。[6]这种测验有利于了解医学生个性心理、职业兴趣、能力特点,有利于进行针对性的指导,有利于医学生根据专业特点加强自身的人格塑造,形成与医学专业相适应的人格。因此,要做到职业测评和职业指导相统一,促进医学生形成健康的医学职业人格。

参考文献

[1] 李恩昌,刘宪亮. 论医学职业人格培养的必要性[J]. 中国医学伦理学,2005,18(1):21-24.

[2] 郭永松,吕世亭. 医学与人文社会科学综合课程的改革研究报告[J]. 医学与哲学,2000,21(5):51-54.

[3] 孙英梅,岩磊. 医学模式转变与医学人文素质教育的思考[J]. 中国卫生事业管理,2002,(7):415.

[4] 徐玉梅,刘宪亮. 关于临床教学中防范医疗纠纷的思考[J]. 中国医学伦理学,2001,14(5):10-11.

[5] 姜维茂. 感悟伦理灵光[M]. 中国海洋大学出版社,2004:82-83.

[6] 盛亦如. 教师素质与人格魅力的教育功能[J]. 医学教育探索,2003,(2):18-20.

医学职业人格与语言艺术

——医学职业人格研究之三

在人类文明的现代化进程中，健康的医学职业人格已成为时代不容置疑的强烈要求。[1]作为一名医疗工作者，不仅要具有良好的专业素质和较高的人文素质，而且还要具备驾驭临床医学语言的表达能力。只有这样，才能在医疗服务的过程中，通过卓然的语言表现力，把白衣战士的仁者情怀，把文明的社会风尚，把先进的诊疗技术和严谨的医疗作风展现在病人面前。因此，我们讨论健康的医学职业人格，不能不言医学职业人格的语言艺术。

1 医学职业人格培养需要语言艺术

人格不仅是指人的语言能作为权利、义务主体的资格，而且还集中反映人的性格、气质、品质、能力等特征，医务人员的语言表达能力是培养医学职业人格不可或缺的一个重要因素。

语言是一种社会现象，不仅是人类交际的工具，也是人类思维的工具。由于社会的分工、医学活动客观地反映在语言词汇中，形成自己的特殊词汇，从而引起医学语言的职业变体。[2]在医学教育工作中，如何使广大学生和青年医务人员正确地认识临床医学语言的本质和结构特点，把握医学语言职业变体的客观规律，提高临床医学语言的表达能力，适应临床各方面对医学语言的要求，是当前医学教育改革的一个重要课题。

近年来，国家劳动和社会保障部作为全国劳动资源的职能部门，在确定我国核心技能体系框架中，把职业汉语交流表达能力作为核心技能放在首位。[3]2002年美国医学教育专家“老拉”谈未来医生的七大能力，第一个讲的就是医生的接受和表达能力。[4]目前我国在医学教育和教学工作过程中，对医学生语言能力的培养，缺乏系统研究与科学论证，对学生的交流能力、信息管理能力等要求没有引起足够的重视，医学课程体现不够。大多数医学院校的首次临床实习中，为医学生们提供的仅是一份检查病人的询问提纲。学生在校期间缺乏对临床医学语言的专门训练，医学生的语言表达能力完全是在毕业以后漫长的临床工作中摸索出来

本文作者李永生，刊载于《中国医学伦理学》2005年第2期。

的。由于对医学生语言表达能力的培养缺乏相应的理论指导,致使一部分医学生在临床工作中,语言素养差,缺乏创造性地与患者交流思想、表达感情、传递信息的方式、方法;查房时语言简单,缺乏条理性、逻辑性,和病人谈话时语意模糊不清,严重影响医疗服务质量。

2000 年中华医院管理学会维权部在全国 326 所各级各类医院中,对医疗纠纷问题进行了一次较为全面的调查,结果显示,一年内有 98.47%的医院发生过医疗纠纷。问及发生纠纷的因素:63.8%被访者认为是"患者自我维权意识提高",49.5%认为是因为"医院服务态度不好",93.8%认为是"病人对医学知识不了解,对医学期望过高"。对于这些问题,我们从语言学角度看是医患沟通不够,或者说在语言交流中缺乏思想情感,忽视语言交际的艺术性、规范性和科学性。这些语言交流问题严重地影响着医疗服务质量和医患关系的和谐发展。因此,提高医学生的语言表达能力,适应医疗服务的社会需要,是医学职业人格培养的一个重要内容。

2　医学职业人格培养对语言艺术的要求

语言艺术是指语言表达的方式、方法和技巧,在医疗服务中讲究与病人谈话的艺术,是医务人员的一项基本素质,是促进医患交往顺利进行的重要前提和保证。医疗职业人员的语言应用问题,直接表现为掌握语言艺术,遵守语言规范和要求问题,而实质上是体现医疗职业人员对患者的情感、态度问题。

医学职业人格培养对语言艺术的要求,要做到以下几个方面:

2.1　以人为本,提高语言素质

21 世纪的今天,医疗服务已步入注重人性化服务的时代,要以病人为中心,一切从医疗服务对象的特点和个性出发,解除他们对病痛与人生的种种难言的忧虑,激励他们主动参与和积极配合治疗。特别是要着眼于根本,重视医疗职业人员自身医德和语言素质的提高,从而高屋建瓴地为解决好临床语言运用问题,奠定坚实的思想基础和理论水平。

语言素质表现为个人借助语言文字媒介服务社会,谋求自身生存和发展的适应程度以及熟练水平,主要是由语言文字知识、语言文字技能、语言文字能力和语言文字方法 4 个基本方面构成的有机整体。[5]在医疗活动中,医务人员不仅要凭借语言手段与病人沟通、交流思想和情感,而且在治疗疾病过程中,语言的解释、疏导、鼓励、安慰、保证和暗示功能,也是实施心理治疗最方便、最有效的手段。十年动乱期间,一位被无辜加上"叛徒、特务、走资派"高帽的老干部,被关进某医院一间"特护"病房里,心身遭受残酷迫害。老人实在挺不住了,便产生了"以死相抗的念头",几次欲坠楼自杀都未"成功"。此时一位医生偷偷提示他:"老同志您难道甘愿让那些整您的人高兴吗？您愿意就这样不明不白的去死吗？”一句话使老干部豁然开朗，重新鼓起坚持生存下去的信念。可见语言能起到安慰鼓励的效果。因此，语言素质不仅是医疗职业人员自身整体素质的一个重要方面，也是衡量一个医疗职业人员整体素质高低的重要指标，无论过去、现在或者将来都是医务人员必备的一种职业素质。

2.2 用语科学，讲究艺术

临床医学语言关系是医患、医际之间信息与思想情感的沟通，以及诊疗行为的配合与协作。为了有效地诊断、治疗，必须要求语言真实、规范、明确、严密，如实反映病况，精确分析病理，注重医学用语的科学性。而且医生的服务对象是人而不是物，他有尊严、重人格、爱面子、护隐私，有种种担心与顾虑，故临床用语还要讲究艺术性。比如：多年来，产妇的呻吟声与医护人员的训斥声似乎永远充斥着产科：“3床别叫了”“脱衣服，别动！”“还生不生了？使劲！”这些司空见惯的训斥并不都是恶意的，但都有可能成为每一个经历过分娩的女人心中永远的阴影。若不看对象，不顾患者疾病的性质、严重程度，以及致病的原因加以区别对待，而是一味机械死板地坚持所谓科学、客观、直言不讳，反而会把事情搞糟。比如，对某些病情较重，愈后较差的病人，应考虑谈话艺术，若不顾病人的承受能力，直言不讳地把病情告诉病人可能会把病人“吓倒”。这种教训在临床工作中不胜枚举，故有必要把临床医学语言的科学性与艺术性结合起来。

2.3 思维敏捷，气质优雅

语言是思维的外壳，是思维表述形式和思维成果的体现。一个训练有素的医疗职业人员与病人交谈，必须对疾病的认识具有全面、系统、科学的思维能力，强调思维的逻辑性、敏捷性和多面性，只有这样说话才能有理有据，听者才会心悦诚服。

典雅庄重的语言风格能显示医学职业人格魅力。医疗职业人员在交谈中的姿态应自然、大方、优雅，不管是站是坐，身体各部位都要轻松而不僵硬、优雅而不造作，不要给人以拘谨、不安或笨拙、轻浮之感。要充分发挥体态语言的补充、配合、深化功能，做到表情自然、手势协调、眼神传情，给听者一个良好的视觉印象。如在巡视病房时，尽管不可能每个床位都走到，但以眼神环视每个病人，能使之感到自己没有被冷落；当病人向你诉说时，凝神聆听，患者才会感到自己被尊重，被重视。

2.4 语境恰当，适时有度

语境即语言环境。任何语言交流都是在一定环境中进行的，我们在说话时不能不考虑所处环境。比如接诊室问诊、手术前谈话、查房询问病情与特殊检查的问诊，语言各不相同，如果不注意交谈场合，可能会对某些病人造成精神挫伤，影响某些病人的声誉或酿成家庭纠纷。因此，在与患者沟通时，应注意语境的主、客观因素。所谓主观因素指谈话人自己的身份、职业、年龄、性别等，客观因素是说话时所处的时间、地点、场合、对象等。作为医疗职业人员，就身份而言，在整个医疗服务过程中并不是一成不变的。比如手术前谈话是以医者身份进行的一种职业性谈话，要具有一定的严肃性，因为医者的每一句话，都有可能作为证词，来说明事由发展的状态、情况。而在与病人聊天时，是以朋友身份出现的，若以职业口气说话，会影响医患沟通，拉大医患之间的情感距离。一般来说，在正式场合，说话应合乎礼仪、风格庄重、用语规范；而在非正式场合，说话虽可轻松自如，但也要讲究分寸，因人施语。如果在不合适的场合交谈，即使是精心准备的话题，也不会取得良好效果。

2.5　心态健康，文明用语

说话是个复杂的生理与心理过程，口语交际中双方的心理处于互动互变状态。克服心理障碍，具备健全的心理素质，懂得心理沟通的方法，是人际交往和口语交际获得成功的前提条件。一般来说，人有什么样的交往动机，就可能存在什么样的心理需要。人的身份地位、思想性格、价值取向不同，交往心理需求也会因人而异，因时而异。真诚是高尚人格的体现，也是人际交往中必备的个性心理品质。只有真诚，以心换心，才能使交际双方从心理上确立安全感和信任感。只有克服口语交际中胆怯、自卑和自傲等心理障碍，正确地摆正自己在人际交往中的位置，才能形成健康的交际心理，才能通过说话时的语气、语调、力度等，把健康的人格展示出来，如果把个人生活、家庭、婚姻、工作等方面的不良心态迁移到与病人的交谈中，向病人发牢骚、泄私愤，就会增加病人不应有的恶性刺激。有位护士失恋后情绪低沉，工作消极。一次病人问她吃某种食物是否有助于治疗，她竟不满地训斥病人说："那是医生的事，我管不着，你为什么来问我?"结果同病人吵了起来。严重地影响白衣天使的形象。

语言文明是人类文明的一个方面。文明礼貌的医学用语对化解医疗人际交往中的摩擦，创造良好医疗氛围，建立互助互谅的医疗人际关系，实现医疗作风的根本好转具有重要意义。在临床工作中，有的人说起话来以理服人，让人明白好懂；语气亲切，让人觉得温暖；语调柔和，给人以安慰和鼓励。而有的人说话则啰唆重复，不知所云，甚至粗言恶语，污言秽语，不仅有损形象，而且也不利于病人的身体健康。因此，健康的心态和文明用语在医疗活动中具有重要作用。

2.6　丰富知识，提高人文修养

语言表达能力不仅是运用语言的技巧问题，更重要的是应有深层的人文修养内涵作为背景。一方面要熔铸丰富的学识，诸如文学、美学、心理学、教育学、伦理、社会学等各门学科知识，奠定坚实的基础理论知识。另一方面要对民俗、风土、语言、礼仪、医疗政策等有关公关知识有所了解，提高人文素质。语言是文化的载体，不同的文化形态，包括民族心理、思维方式、生活经验、社会习俗、价值观等，都会通过人们的语言反映出来。有的医生经常以“吃得好些”“休息得舒服些”“不要多操心”等套话“安慰”老年病人，尤其是离退休干部，其结果往往是“费心不讨好”“好心办坏事”，其主要原因是忽视老年人“老骥伏枥、志在千里，烈士暮年、壮心不已”的心理状态，没有深入了解病人内心特定的苦闷“障碍”，没有站在人生观、价值观的社会高度去看待病人。语言是文化传播的最重要的工具，语言的构成具有一定的文化内涵，语言的使用也要遵循一定的文化规律。

人类的语言素质与人文素质有着密切的关系。在医疗服务中的语言交际，不仅仅是为了向对方清楚地表达自己的意思，而是通过自己的语言，表达自己的感情、态度，同时也要表达出自己的文化修养。层次较高的表达，力度较充分的表达，可以显示出自身的文化修养，在医疗人际沟通中才会谈吐自如、不失风度，体现出新时代医疗职业的人格魅力。总之，我们讨论医学职业人格的语言艺术，不仅仅是为了追求理论上的完美，更重要的是为了造就一个善解人意，富有语言表达能力的医学职业人格。

参考文献

[1] 李恩昌，刘宪亮. 临论医学生医学职业人格培养的必要性[J]. 中国医学伦理学，2005，18(1)：21.

[2] 李永生. 临床医学语言艺术[M]. 北京：人民军医出版社，2001：1.

[3] 梁捷. 把职业汉语能力作为核心机能[N]. 光明日报，2004-11-16.

[4] 老拉. 未来医生的七大能力[N]. 健康报，2002-3-21.

[5] 晓义. 语言素质概论[M]. 武汉：湖北教育出版社，2000：113.

塑造医学职业人格与思想政治工作创新

——医学职业人格研究之四

《中共中央国务院关于进一步加强和改进大学生思想政治教育的意见》是新世纪新阶段指导大学生思想政治教育和高校德育工作的纲领性文献。[1]立足塑造现代医学职业人格，培养造就具有现代医学职业人格的高级医学专门人才，成为医学院校加强和改进医学生思想政治工作，开创思想政治工作新局面的最基本取向之一。

1　医学职业人格教育

医学职业人格被规定为从医者个人的品格、素质，是从医过程中表现出来的尊严、责任、价值及道德品质、能力、素质，即应有坚定的社会主义理想信念和“救死扶伤，实行革命人道主义”的高尚医德，应有严谨求实、奋发进取、钻研医术、精益求精的精神，还应有与时俱进的价值观、知识和能力、思维方式、体魄和心理等方面的素质和品格。

人格教育自20世纪80年代引入学校德育后，很快就成为学术界最引人注目的课题之一。正如威尔森所说：“今天美国公立学校最具前瞻性且最流行的道德教育方法是人格教育。”[2]美国哲学家、教育家杜威以及20世纪早期其他有影响的哲学家和教育家，都将人格教育当作学校“天职的核心”。培养符合美国文化传统与价值观的、具有爱国精神与守法意识的人格健全的公民是美国政府的教育政策。美国国会拨专款用于学校进行尊重、责任、信赖、公平、关怀等“核心伦理价值”(Core Ethical Values)的教育。日本已形成了“态度比天资，努力比能力，品格比才能更具价值”的教育理念，强调适应新世纪的需要，在国际范围与全球视野中完成受教育者的人格陶冶。在我国，青少年尤其是在校学生的人格状况得到了全社会的关注，高等医学院校把培养和塑造具有健全医学职业人格的医学人才放在重要位置。为了使医学教育与社会需求、医学模式及现代科学发展更好地保持一致，世界各国都把研究和制订21世纪医生的培养目标作为医学教育改革的重大研究课题，其中关于“素质、态度、价值、交流技能等”的医学职业人格教育是强调

本文作者孟秀红、张锋、王磊、刁卫平，刊载于《中国医学伦理学》2005年第2期。

的重要内容。

2 塑造健全职业人格是开创思想政治工作新局面的立足点

2.1 教育的宗旨就是培养健全的人格

中国古代大学遵循着“大学之道，在明德，在亲民，在止于至善”的宗旨和“格、致、诚、正、修、齐、治、平”的要义，道德的力量和知识的尊重同样受到重视。近代著名教育家蔡元培先生曾经明确指出，教育的重要宗旨就是“养成健康的人格”。“培养什么人”“如何培养人”是高校在国际国内形势发生深刻变化背景下不断探索的重大课题。21 世纪什么是合格的医学人才？国内外专家的共识是：不仅要有扎实的专业知识，而且更要强调政治立场坚定、职业理想远大、价值取向健康、精神状态昂扬向上的健全职业素质。[3]突出人格教育，教育医学生完善职业人格，学会做人做事，培养造就既具有精湛医术又有高尚职业人格的社会主义医学事业的可靠接班人，是医学院校切实加强和改进大学生思想政治教育工作的立足点。

2.2 立足塑造健全职业人格是思想政治工作的新思路

目前在校的医学生，绝大多数出生在改革开放之后，成长在对外开放不断扩大、社会主义市场经济深入发展、以互联网和手机通信为代表的现代传媒手段蓬勃兴起、医疗卫生改革不断深入的时期，其中独生子女的比例越来越大，在一些学生身上不同程度地存在着政治信仰迷茫、理想信念模糊、价值取向扭曲、诚信意识淡薄、社会责任感缺乏、艰苦奋斗精神淡化、团结协作观念较差、心理素质欠佳等人格问题。大学生思想政治教育工作，面对新情况、新问题还不够适应，存在不少薄弱环节，还有一系列新课题亟待我们去研究解决。以塑造健全职业人格为立足点，重视职业意识、职业道德、职业精神、职业理想和职业权益教育[4]，积极探索新形势下大学生思想政治教育工作的新途径、新思路，为我们开创思想、政治工作新局面提供很强的针对性和操作性。

2.3 医学生的思想政治教育更需要强调职业人格教育

医学知识体系中许多精神价值，如信念价值、解释价值、认知价值、审美价值，都离不开以追求真善美等崇高的价值理想为核心的人格内涵。医学发展始终渗透了对人的生存意义、生活质量的关注。随着医学模式的转变，医疗卫生体制改革的深入，医疗高新技术的广泛应用，以及病人维权意识的增强，医学教育界真正关心的问题不仅仅是医学知识的迅速发展，诊断和治疗过程中对技术的依赖，同时也认为医生应当是人道主义的医疗保健提供者，能敏感地面对病人的医疗需求。我们必须以伦理、信念、情感、人格作为医学发展的平衡器，才能实现医学科学的特殊责任和发展使命。展望医学生的未来，他们将担负起救死扶伤的职责，他们的价值观、道德观将直接影响医院医德医风建设。在医学生的各种观念还处于从不成熟逐渐走向成熟的时期，对他们进行职业人格方面的正确引导，无论是从教育成本还是从教育效果来看，都是最好的时机。

3　现代医学职业人格塑造的原则和途径

立坎纳是人格教育的主要倡导者之一。作为人格教育理事会主席，他为人格教育制定了一系列原则[5]，包括：①促进作为理想人格基础的核心伦理价值；②“人格”必须从思维、感情和行为等方面加以综合界定；③积极的、综合的人格教育原则；④全员教育原则；⑤道德活动机会原则；⑥在学术课程中进行人格教育的原则，等等，反映了人格教育的主要思想。《中共中央国务院关于进一步加强和改进大学生思想政治教育的意见》强调了六项基本原则[1]：坚持教书与育人相结合，教育与自我教育相结合，政治理论教育与社会实践相结合，解决思想问题与解决实际问题相结合，教育与管理相结合，继承优良传统与改进创新相结合。遵循这些原则，从我国医学教育的实践出发，笔者谈几点现代医学职业人格塑造的途径：

3.1　充分发挥课堂主渠道育人的功能，把人格教育工作渗透到教育教学的全过程

高校各门课程都具有育人功能，更新医学教育观念，把培养医学职业人格的思想深入每门功课的教学活动中，充分发挥课堂主渠道的作用。为了更好地平衡医学科学和医疗人格教育，许多医学院校已对本校的课程体系和教学与管理模式进行了改革[6]，重视两课教学，增加医学伦理学、医学心理学、医学法学等人文社会医学课程，使医学生身心、智力、责任感、精神价值、审美意识等人格特性能够得到完善、张扬和升华。教师在“传道、授业、解惑”的过程中潜移默化地对医学生职业人格的形成起着示范作用。孔子曰：“其身正，不令则从；其身不正，虽令不从。”老师不仅要言传身教医疗技术，还要引导学生掌握医患交谈、沟通技巧，营造良好的医患关系等。加拿大蒙特利尔大学 Maheux 教授的研究结果表明[6]，超过 25%的 2 年级和 40%的 4 年级学生不认为他们的教师对病人表现出富有人道主义的举止，或者在讲授医患关系时表现出良好的角色示范作用。因此，要强化教师的教书育人作用，树立全员德育意识，形成教书育人、服务育人、管理育人的良好氛围。

3.2　坚持正确的舆论导向，加强大学文化建设，营造优良的育人环境

大学文化反映大学的文化氛围、学风校风、群体意识、价值观念和行为规范，对大学生职业人格的孕育和形成起着举足轻重的作用。坚持正确的舆论导向，加快开发医学中的精神资源，推出风景优美的校园、现代典雅的建筑、充满人格力量的师长、雅俗共赏的校园活动等，树立良好的校风，形成健康的舆论导向和有凝聚力的校园精神，寓人格教育于活动中，充分发挥大学文化底蕴对学生人格形成的

感染、熏陶、浸润作用，强化医学教育尊重人性、教化社会、泽福人类的功能。一方面要加强思想政治教育、全心全意为人民的宗旨教育和社会主义医学道德教育，帮助他们树立正确的世界观、人生观和价值观，培养良好的职业道德，树立“以病人为本”的服务理念，高度的责任感和严谨的工作态度[7]；另一方面要注重培养学生具有医师职业所要求的专业知识和学习能力、临床实践能力、创造能力、交往能力以及具有鲜明个性的竞争能力和自我约束能力，以便将来能适应社会和医药卫生事业的发展，更好地为患者提供优质服务。

3.3 加强网络等媒体的教育引导，构筑新时期思想交流和沟通的重要平台

近年来，网络文化以传播速度快、影响范围广、渗透作用大等显著特征，对丰富校园文化生活，拓宽学习成才渠道，加大与外界交流，塑造健全职业人格等起到了促进作用。很多大学都把推广使用互联网、远程通信技术和多媒体技术作为教育的一部分，医学教育已经为学生提供了充分的教育上的准备。[8]网络成为思想教育工作越来越重要的阵地。医学院校德育工作者务必占领校园网络文化阵地，牢牢把握网络思想政治教育的主动权，不断强化利用校园局域网为大学生学习和生活提供保障服务的意识，建设好融思想性、知识性、趣味性、服务性于一体的主题教育网站或网页，积极开展生动活泼的网络思想政治教育活动，实现寓教于乐，形成网上网下人格教育的合力。网络思想政治教育要坚持贴近青年实际、贴近青年思想、贴近校园生活，及时了解大学生的思想状况，为学生提供一个反映问题、沟通交流、倾吐心声的平台，以提高思想政治教育的有效性和针对性，增强人格教育的感染力和号召力。

3.4 积极开展心理健康教育，促进医学生人格和谐发展

心理健康教育是运用心理学理论与方法，有目的地培养受教育者形成良好的心理素质、调节心理状态、开发心理潜能、完善个性发展、保持心理健康的一种教育过程。重视心理健康教育是我们在教育领域、教育理念、教育思想方面的一个整体性超越，是在更清醒的理智水平和更深层的情感层面上对大学生健康成长的有效关照。医学院校要充分发挥其心理健康教育得天独厚的优势，对医学生进行心理知识的普及教育，使其了解心理发展的特点和规律，培养稳健的心理素质，使学生意识到尊重病人自主权和提高交往能力的重要性，从而能以良好的心理面对人际交往和复杂的人际环境，同时也有助于应用心理知识处理好医患关系，更好地胜任医生的工作。高校应形成以学校、院（系）、大学生心理协会3个层次的工作网络，大力引进和培训心理咨询专业人才，成立心理咨询中心，通过现代化手段开展心理咨询工作。开设心理咨询课堂，为学生建立心理档案，对学生进行心理卫生常识的科普宣传、团体咨询、个别咨询和成功训练、挫折承受训练等方面的辅导，为学生心理健康发展和心理危机化解提供服务，促进医学生人格和谐发展。

3.5 开展就业指导和职业测评，完善医学生职业人格

医学生正确的职业观念和良好职业人格的形成，需要正确的职业指导和科学的职业训练。[2]必须建立完善的就业指导机制，为大学生提供职业常识、自我认知、择业决策、就业准备、面试技巧和事业发展等方面的知识，积极开展卫生体制改革及有关政策的宣传，树立正确的择业观，加强目前医院人事制度改革和用人制度教育，使学生全面了解医疗市场的需求，帮助毕业生了解自身基本素质、性格特征及潜能，合理进行职业生涯规划。近年来，职业人格测评被广泛应用，常用的有职业人格能力测试问卷（CPI）、卡特尔十六种人格因素测验（16PF）、霍兰德职业人格能力测验问卷（HLD）、职业倾向测试、气质类型测验等。其中，以美国心理学家和职业指导专家霍兰德"人格-职业匹配"理论在世界上影响最大。针对医学职业特点，编制适合中国国情的职业人格量表[9]，开展人才测评，明确医学生自身的特殊能力、职业兴趣、职业价值观、职业倾向等职业人格要素，把测试结果个别反馈，启发医学生自觉完善与职业相匹配的医学职业人格。

3.6 加强学生自我教育、自我管理，加强对医学生主体性人格的培养

伦理学专家亚里士多德认为，伦理学"这门科学的目的，不是知识而是实践"。人格教育只有在实践中生效，要积极创造条件，让医学生参加医学社会实践，如实习见习、参与医疗咨询服务、参与"120"急救、参与医院急诊辅助工作等。瑞典伦德大学医学院已将早期接触初级保健病人，包括沟通技能和体检技能的训练作为医学生的一门必修课程。[10]日本久留米大学医学院基础临床技能实习研究组注重医学生实习阶段的态度教育，包括实习生的仪表、问候方法、语言措辞、对病人的关心程度、对病人私生活的关怀、同病人交流以及对跟随病人实习的印象7个方面。[11]通过医疗实践，让其亲自去体验、感受和评价，主动参与到各种人格教育活动中。要注重加强能够充分发挥学生主体作用的社团、协会的建设，充分发挥学生社团、协会的功能，拓宽学生主体活动的空间，在亲身学习与实践活动中，实现道德内化，逐步树立正确的世界观、人生观与价值观，自觉规范自己的行为，积极投身于为人民健康服务的实践中去。多层次、全方位地开展医学人格教育，将医学知识、思想政治教育、职业道德教育、法制教育以及校纪校规教育贯穿于医学生学习、生活和社会实践的各个环节。从大处着眼，小处着手，增强医学生自我教育的自觉性，使其逐步形成现代主体性职业人格。

参考文献

[1] 中共中央国务院关于进一步加强和改进大学生思想政治教育的意见. 2004,8.

[2] 高德胜.人格教育在美国的回潮[J].比较教育研究,2002,(6):25-29.
[3] 贺加,郭立.21世纪医生培养目标研究的主要内容及实现措施[J].医学与哲学,2001,(10)22:12-15.
[4] 李恩昌,刘宪亮.论医学生职业人格培养的必要性及要求[J].中国医学伦理学,2005,18(1):25-27.
[5] Thomas Lickona Eleven. Principles of Effective Character Edu cation[J]Journal of Moral Education, 1996(1).
[6] [英]MaheuxBetal.作为人道主义医师和教师的医务人员:革新型医学院和传统型医学院学生的认识[J]国外医学:医学教育分册,2002,(3)23:46.
[7] 周亚梅.找准突破口,做好医务人员的思想政治工作[J].中国卫生事业管理,2005,20(1):62-63.
[8] JanetGrant 远程学习:英国开放大学克服医学教育面临挑战的策略[J].国外医学:医学教育分册,2002,23(4):26.
[9] 王登峰,崔红.编制中国人人格量表(QZPS)的理论构想[J].北京大学学报:哲学社会科学版,2001(6)38:48-54.
[10] [英]Haffling AC, Hakansson A.早期接触初级保健病人[J].国外医学:医学教育分册,2002(4)23:44.
[11] [日]久留米大学医学院基础临床技能实习研究组.医学生态度教育中跟随病人实习的研究[J].医学教育,2001,(2)32:117-122.

医学生职业素质测评方法探讨

——医学职业人格研究之五

1　引论

为了更好地贯彻科学发展观,实现社会的全面发展,必须高度重视人们的职业人格培养,提高人们的职业素质,发挥人们在工作中的最大潜力,为社会的持续发展提供强大动力。由于医疗卫生事业的发展对社会的持续发展起着重要的作用,医学生是我国医疗卫生事业的后备人才,因此,医学院校在重视对学生知识传授、能力培养的同时,也要高度重视对学生的医学职业人格培养,使医学生具有良好的职业素质,促进医疗卫生事业的发展,更好地保护人民的健康。[1]为了适应现代医学模式,新世纪的医学生所具备的职业素质应该是全面的,即不仅要具有扎实的理论功底、精湛的临床技能、高尚的医德医风,还要有广博的人文社会科学知识。[2]因此,医学生职业素质教育是一项复杂的系统工程,而如何对其进行综合测评,使其更具人性化,更符合现代社会发展的需要,是摆在我们面前的一个重要课题。

职业素质教育指标体系中,既含有易量化的因素,又含有难以量化的因素,在综合测评中如何处理这两方面的因素?有人建议,对易量化的因素,采用综合素质的传统测评方法,而对难以量化的因素,如职业道德品质,采用具有描述性、评价性的语言来评价。但只采用描述性、评价性的语言来评价,其公正性、准确性难以令人信服,而且在某些情况下,没有一个合理的综合指标衡量,进行比较是很困难的。

模糊综合评价以其独特处理模糊事物的方法,既可以综合考虑各方面因素,通过模糊定量方法,对不易定量的因素得出一个定性的评价等级,又可通过适当方法处理对不易定量的因素得到一个模糊定量指标,而且可以利用其他综合评价方法(如加权综合法),将其结果与易定量因素的定量指标综合,得到一个合理衡量学生职业素质的综合定量指标,从而解决职业素质测评中定量和定性相结合的难题。

本文作者王在翔、张乃正,刊载于《中国医学伦理学》2005年第2期。

2 职业素质测评指标体系和模糊综合评价因素的筛选

根据相关资料和调查研究,建立职业素质测评的二级指标体系及相关权重系数如图1所示(括号内数字为权重系数)。

- 职业素质测评指标体系
  - 职业道德(0.2)
    - 奖惩情况(1) —— 易定量
    - 价值观(0.2) —— 不易定量
    - 纪律法规意识(0.2) —— 不易定量
    - 社会责任(0.15) —— 不易定量
    - 医德诚信(0.15) —— 不易定量
    - 团队意识(0.1) —— 不易定量
  - 职业技能(0.5)
    - 专业知识(0.6) —— 易定量
    - 奖励情况(1) —— 易定量
    - 自学能力(0.12) —— 不易定量
    - 操作能力(0.12) —— 不易定量
    - 表达能力(0.08) —— 不易定量
    - 创新能力(0.08) —— 不易定量
  - 职业身心素质(0.14)
    - 体育知识技能(0.3) —— 易定量
    - 竞技体育奖励(1) —— 易定量
    - 心理稳定性(0.2) —— 不易定量
    - 性格细致性(0.2) —— 不易定量
    - 竞争意识(0.18) —— 不易定量
    - 同情心(0.12) —— 不易定量
  - 人文素质(0.08)
    - 人文知识(0.3) —— 易定量
    - 文艺活动(0.3) —— 不易定量
    - 课外阅读(0.2) —— 不易定量
    - 人文修养(0.2) —— 不易定量
  - 实践能力(0.08)
    - 学生干部加分(1) —— 易定量
    - 社团活动(0.5) —— 不易定量
    - 勤工助学(0.5) —— 不易定量

图1

对表中易定量因素的量化采用传统的定量方法,对不易定量因素的量化评价采用模糊评价方法。

3 职业素质测评模型的建立

(1)成立职业素质测评小组,以班辅导员为组长,测评小组成员由班级辅导员、班委会成员、团支部成员等10人组成,因班委会成员、团支部成员了解学生真实情况，而且在学生中有一定的威信，评价结果较为客观公正。

(2)向全体学生公布“医学生职业素质测评方案”，并解释指标体系的内涵，引导学生在注意全面发展，提高综合职业素质的同时，注意扬长避短，发挥自己的特长和优势。并将“医学生职业素质测评表”发给每位学生，让学生首先进行自评。

(3)回收由学生自评的职业素质测评表，并由组长组织测评小组成员，对每名学生本阶段的职业素质情况进行测评。测评时，先对易定量指标核实定量得分，然后对每一个不易定量指标定义 4 个等级(优、良、中、差)，根据学生自评情况及小组成员的了解，匿名给每个学生各职业素质指标进行等级评价，并汇总得出各指标的评价数据及等级。小组测评涉及小组成员本人时，自己回避，从而得到每个学生的评价矩阵 R。

(4)将各类职业素质指标中，不易定量的指标用模糊数学模型将各类指标的权重系数矩阵 W 及评价矩阵 R 进行合成运算，得到模糊评价结果矩阵 B。

(5)将各等级(优、良、中、差)定义分数为(100,80,60,40)，与上面模糊评价结果矩阵 B 运算，得到各类不易定量职业素质指标的综合分数。

(6)利用加权综合法将不易定量及易定量职业素质指标定量分数综合，即得到一个衡量学生全面职业素质的综合量化指标。

4　应用说明

以某位同学职业素质评价为例，说明上述方法的应用(括号内数字为指标权重系数)。

表 1　一级指标中易定量二级指标量化统计汇总表

一级指标	易定量二级指标	量化分数	易定量二级指标综合分数
职业道德	奖惩分数(1)	6	6
职业技能	专业知识(0.6)	88	62.8
	奖励加分(1)	10	
身心素质	体育知识技能(0.3)	70	21
	竞技加分(1)	0	
人文素质	人文知识(0.3)	90	27
社会实践	学生干部加分(1)	6	6

表 2 一般指标中不易定量二级指标量化评价表

一级指标	不易定量二级指标	评价矩阵				评价等级
		优	良	中	差	
职业道德	价值观(0.2)	0.2	0.6	0.2	0	良
	纪律法规(0.2)	0.2	0.4	0.3	0.1	良-
	社会责任(0.15)	0.1	0.6	0.3	0	良
	医德诚信(0.15)	0.5	0.4	0.1	0	优-
	团队意识(0.1)	0.3	0.5	0.2	0	良+
职业技能	自学能力(0.12)	0.4	0.6	0	0	良+
	操作能力(0.12)	0	0.4	0.6	0	中+
	表达能力(0.08)	0.3	0.5	0.2	0	良+
	创新能力(0.08)	0	0.4	0.5	0.1	中+
身心素质	心理稳定(0.2)	0.2	0.6	0.2	0	良+
	性格细致(0.2)	0.4	0.5	0.1	0	良+
	竞争意识(0.18)	0.2	0.5	0.3	0	良-
	同情心(0.12)	0.2	0.6	0.2		良+
人文素质	文艺活动(0.3)	0	0.3	0.4	0.3	良-
	课外阅读(0.2)	0.5	0.3	0.2	0	优
	人文修养(0.2)	0.3	0.3	0.4		良+
社会实践	社团活动(0.5)	0	0.2	0.6	0.2	中
	勤工助学(0.5)	0	0.3	0.5	0.2	中

利用模糊数学模型，将表 2 中各类二级指标的权数矩阵 W 及评价矩阵 R 进行合成运算，得到相应一级指标模糊评价的结果矩阵 B。下面以一级指标"职业技能"的评价为例说明评价过程，用（概率和，普通乘法）为模糊合成算子。

$$w=(0.12,0.12,0.08,0.08),\ R=\begin{bmatrix}0.4 & 0.6 & 0 & 0\\ 0 & 0.4 & 0.6 & 0\\ 0.3 & 0.5 & 0.2 & 0\\ 0 & 0.4 & 0.5 & 0.1\end{bmatrix}$$

则
$$B = W_O R = (0.12, 0.12, 0.08, 0.08)_o \begin{bmatrix} 0.4 & 0.6 & 0 & 0 \\ 0 & 0.4 & 0.6 & 0 \\ 0.3 & 0.5 & 0.2 & 0 \\ 0 & 0.4 & 0.5 & 0.1 \end{bmatrix}$$
$$\approx (0.0708, 0.179, 0.1233, 0.008)$$ [3]

从而“职业技能”中不易定量素质指标的综合分数为

$$0.0708\times100+0.179\times80+0.1233\times60+0.008\times40\approx19.12$$

同理,可得“职业道德”“身心素质”“人文素质”和“社会实践”中不易定量素质指标的相关数据,如表3所示。

表3　一级指标中不易定量二级指标量化汇总表

一级指标	不易定量二级指标评价结果				评价等级	量化分数
	(优	良	中	差)		
职业道德	(0.1855,	0.3421,	0.1681,	0.02)	良	56.80
职业技能	(0.0708,	0.179,	0.1233,	0.008)	良-	19.12
身心素质	(0.169,	0.3312,	0.1314,	0)	良+	51.28
人文素质	(0.154,	0.1959,	0.234,	0.09)	中+	45.47
社会实践	(0,	0.235,	0.475,	0.19)	中	54.90

由表1和表3综合得到个人综测汇总表,如表4所示。

表4　个人职业素质综测汇总表

一级指标	易定量二级指标综合分数	不易定量二级指标综合分数	一级指标综合分数综测	分数	定性评语
职业道德(0.2)	6	56.80	62.80	12.56	有较好价值观和团队精神,诚信待人
职业技能(0.5)	62.8	19.12	81.92	40.96	专业知识掌握较扎实,有良好的自学和表达能力
身心素质(0.14)	21	51.28	72.28	10.12	有较好的心理素质和竞争意识
人文素质(0.08)	27	45.47	72.47	5.80	有良好的阅读能力和人文修养
社会实践(0.08)	6	54.90	60.90	4.87	社会实践基础一般
总体评价				74.31	中+

汇总表4中的个人职业素质综测分数是衡量该同学职业素质水平的综合指标,结合单项职业素质水平指标分数及定性评价,对于分析比较该同学职业素质水平的高低,以便扬长避短,提高整个职业素质水平,适用社会发展的需要有着重要意义。

5 结果讨论

（1）医学生职业素质综合评价是衡量医学生职业人格是否健康完善的重要手段，设计一套科学合理、充分体现医学生德、智、身心、人文及社会实践等各方面职业素质的评价指标体系及与之配套的综合评价方法是非常必要的。

（2）模糊综合评价方法以其独特处理模糊事物的方法，充分、科学地体现了定性与定量相结合的思想。对不易定量指标的评价结果，既能提供较准确的定量数据，便于与易定量指标综合得到一个衡量职业素质的总体水平的定量指标，又能提供准确、适当的评价等级，使定性评价有一个客观依据，促进医学生职业素质的全面发展。

（3）在选择模糊评价因素时，应注意结合医学生职业素质的培养目标，选择评价指标体系中不易定量的评价因素，并科学设计表格，将易定量因素和不易定量因素分开设计，便于识别与填写，促进评价的科学性和可行性。

（4）考虑到综合测评时，既应突出主要因素，又要兼顾次要因素，算法中采用了（概率和，普通乘法）模糊合成算子。因为模糊合成运算有多种模糊算子，不同的模糊算子能够体现测评的重点倾向性，应用时要注意选择。

（5）要设计开发计算机职业素质辅助测评软件系统。如果没有计算机的辅助，其运算量是较大的。辅助测评软件系统要注意功能的全面性和操作的简单性，录入学生档案后，只要把易定量和不易定量的基本数据录入，就可自动产生各单项及总体的职业素质综合测评分数，并自动形成相应评价等级和定性评语。

参考文献

[1] 李恩昌，刘宪亮. 论医学生职业人格培养的必要性及要求[J]. 中国医学伦理学，2005，18(1)：21-24.

[2] 王立杰，刘英利，敖宝寅. 从医学模式的转变看新世纪医学人才的培养[J]. 中国医学伦理学，2004，17(4)：46.

[3] 汪道远，蔡永祥. 建立医疗服务质量病人认证之模糊综合评判模型构想[J]. 医学与社会，2004，17(4)：49.

对医学生应注意“六种”意识的培养

——医学职业人格研究之六

医学生是未来的医务工作者，他们将要从事的既是为广大人民群众防病治病的医疗卫生职业，又是关系到社会发展和进步的神圣而伟大的医疗卫生事业，他们将要担负着我国医疗卫生事业持续发展的重要历史使命。社会和人民对他们有极高的要求和极大的期望，他们要在未来的生涯中不辱历史赋予他们的使命，不辜负社会和人民对他们的期望和要求，就必须学会求知，学会做事，学会共处，学会做人，具有较强的交际能力、合作能力、创新能力和社会适应能力，既要具有渊博的学识，又要具有高尚的职业道德、健康的职业人格。只有这样，才能在医疗卫生战线上做到干一行、爱一行、钻一行，发挥自身最大潜力，成为高素质的医学人才。作为培育他们的医学院校，就必须在重视学生知识传授的同时，加强对他们进行职业道德的培养，职业人格的培养。对医学生的培育，毫无疑问是德智体全面发展的综合的、系统的、全方位的培育。在培育他们的整个过程和全部内容中，应该注意“六种”意识的培育，即责任意识、创新意识、法律意识、问题意识、服务意识、协作意识。

1 要培养医学生的责任意识

意识是人们对社会形态在有一定认识的基础上，在心目中所形成的较为成熟、较为稳定的观念和态度，是人们对社会形态的认识、评价、情感和态度的总和，是支配和调控人们社会活动的调节器，是人们从事社会活动的精神支柱。一般情况下，人们有什么样的意识，往往就会有相应的行为。医学生的责任意识强弱，决定着他们工作学习质量的好坏。可以说，一个人如果没有意识到自己的责任，他就不可能自觉地、切实地尽到自己的责任，就是人格上的缺陷。责任意识是人的自我意识中最核心、最内在的东西，高度的责任心是道德行为的源泉。严格说来，一个人的行为只有当它与社会责任统一的时候，才具有道德价值。人正是透过这种责任心和堂堂正正的人格，才具有无可取代的尊严。人之为人，不仅在于有生

本文作者张淑美、曲惠青、赵雪玉、刘春丽，刊载于《中国医学伦理学》2005 年第 2 期。

命、有能力，更在于有德性，知道自己该做什么、不该做什么，才能担负起时代赋予的责任，才会具有奉献精神，从而正确使用自己的权利，尽到自己应尽的义务，勇于献身伟大的事业。非典时期，之所以会有一大批医学精英，不怕苦，不怕脏，不怕累，冒着被传染的危险，奋不顾身地战斗在抗击非典的第一线，就是因为他们有很强的责任意识。综览古今中外，凡是作出重大贡献者，无不都是具有很强的责任意识者。因此，培养医学生的责任意识极为重要。

2 要培养医学生的创新意识

江泽民同志指出：“创新意识对我们21世纪的发展至关重要。”“创新是一个民族的灵魂，是国家兴旺发达的不竭动力。”这就告诉我们，在今天，最重要的是坚持创新，勇于创新。21世纪是知识经济时代，知识经济的生命和源泉在于创新。日益文明的社会越来越需要具备较广泛的人文科学知识、较扎实的自然科学基础、较深厚的医学基础理论、较熟练的专业知识和操作技能的各种创新人才。在改革开放的这一关键时期，要培养大学生开动脑筋，以能动的创新思维推动学习、工作。要敢于向权威挑战，敢于标新立异，不唯上，不唯书，只唯真。只有这样才能走出一条做好、学好的新路子。诺贝尔奖获得者朱棣文教授曾经说过：创新意识是最重要的，创新意识强而天资差一点的学生往往比天资强而创新意识不足的学生能取得更大的成绩。他以自己为例说：“我在中学时成绩在前十名之列，但不是最好的，而我大哥成绩却是第一名。上大学后，我不光是书本上的东西，而且对自己想学的东西都下功夫学，所以成了最优秀的学生。当我在斯坦福大学担任教授时，大哥还只是该校副教授。”他的这段话就告诉我们培养创新意识的重要性。因此，我们要注意培养医学生的创新意识。

3 要培养医学生的法律意识

在依法治国的今天，法律与人们的关系日益密切，法律素质正逐渐成为每个公民的必备素质之一，也必将成为医学生综合素质的一个重要组成部分。因为医学生这一特殊群体将面临严峻挑战，与法律素质直接相关的法律意识，不仅是医学生综合素质的反映，还会对其思想、行为产生重要影响。基于此，我们必须注意培养医学生增强社会主义法制观念和法律意识。只有这样，才能使医学生避免和减少由于不懂法、不知法而造成的违法乱纪行为，才能使他们的学习、工作按照法律、法规去做，才能使他们的学习事业健康发展。

4 要培养医学生的问题意识

医学生要想适应新形势的发展，就必须树立问题意识，即头脑中时刻都要考虑如何学好和干好各项工作、如何发现学习上的薄弱环节。如果医学生头脑中对学习一片空白，心里没有问题，嘴上说不出问题，发现不了问题，那么只能说明自己有问题。胡适在1932年6月为北大毕业生开的三味“防身药方”中，第一味就是“问题丹”。他说：“问题是知识学问的老祖宗：古往今来一切知识的产生与积聚，都是因为要解答问题。”“试想伽利略和牛顿有多少藏书？有多少仪器？他们不过是有问题而已。有了问题而后他们自会造出仪器来解答他们的问题。没有问题的人们，关在图书馆也不会用书，锁在实验室里也不会有什么发现。”而“脑子里没有问题之日，就是你的知识生活寿终正寝之时”。这告诉我们，要树立问题意识，需要不断地深入学习、联系实际，养成一种时刻考虑问题、处处查找问题、深入研究问题的良好习惯，这样才能不断地发现问题、解决问题，把各种隐患遏制在萌芽状态，把各种问题消除在激化之前。

5　要培养医学生的协作意识

当今世界科学技术的迅速发展、信息社会的到来，促进了学科之间的交叉、渗透和新科学的产生，使科学技术呈现出高度综合的发展趋势，多学科集体攻关日益成为医学研究发展的主导形式。那种在爱因斯坦时代科技发明创造仅靠一两个人来完成的事例已经成为历史。医学生作为21世纪我国医学科学技术队伍的主力军，要求他们不仅全面素质高、适应能力强、有创新精神，而且要求他们具有良好的思想道德和协作意识，这样才能完成时代赋予他们的历史使命。

在社会主义市场经济条件下，既讲竞争又讲协作。但有些人往往更看重甚至迷恋个人奋斗，强调个人价值的实现。这种认识是错误的。一个人的生存和发展，一刻也离不开社会、离不开协作。医学生也必须提高自身的文化素质和思想道德修养，丰富内心世界，陶冶高尚情操；必须学会处理个人与集体的关系，具有与人合作共事的愿望和能力，不能孤芳自赏，脱离集体，脱离人民群众。这既是成就事业、出人才、出成果的前提条件，也是医学生立德修身的第一要义。因此也必须注意培养医学生的协作意识，克服“文人相轻”的劣根性和嫉妒心理，克服对自己过于自信、过高评价自己的盲目性，培养和锻炼健康的人格。

6　要培养医学生的服务意识

《公民道德建设实施纲要》提出，以为人民服务为核心，是有其深刻含义和丰富内容的。“毫不利己、专门利人”，“无私奉献、舍己为人”是为人民服务；顾全大局、先公后私，关心他人、爱护他人，是为人民服务；爱岗敬业、办事公道，努力做好本职工作，遵纪守法、诚实劳动，获取正当的个人利益，同样也是为人民服务。而医学生这个特殊的社会群体，应当是患者的勤务员、人民群众的公仆，因此，要认真学习和领会“三个代表”重要思想，牢固树立服务意识的观念，做到不管在何时、何种情况下，都要把患者、人民群众的利益放在首位，把是否符合人民群众、患者的利益作为判断是非、决定取舍的最高衡量标准。只有这样，才能踏踏实实地做好每件事，才能想患者之所想、急患者之所急，处处事事想着患者，做患者的贴心人。

参考文献

[1] 李恩昌，刘宪亮. 论医学生职业人格培养的必要性及要求[J]. 中国医学伦理学，2005，18(1)：21-246.

[2] 李先海. 市场经济与大学生思想政治教育[J]. 教书育人，2002(4)：19.

[3] 刘穗燕. 医学生素质教育的思考[J]. 医学教育，2001(3).

孙思邈医德思想与医学职业人格和医学专业精神

孙思邈的医德思想在传统医德中具有重要意义，其对正在研讨的医学职业人格和医学专业精神具有一定的启发意义。

1　医学职业人格内涵及存在问题

医学职业人格是医务人员职业素质的核心部分，是医疗卫生事业持续发展的重要条件，包括过硬的职业心理、健康的职业观念、良好的职业性格、精湛的职业技能。医生与患者是医疗活动得以开展的2个主体，在共同的敌人是疾病这个前提下，双方的根本利益是一致的，而医生的天职是治病救人，理应在这一过程中承担更多的职责。我国44.8%的城镇人口和79.1%的农村人口没有任何医疗保障，绝大多数居民靠自费看病，承受着生理、心理和经济三重负担；近8年来，人均门诊和住院费用平均每年分别增长13%和11%，大大高于人均收入增长幅度。[2] 医务人员应该切实地认识到，这当中医药购销和医疗服务不正之风的影响。"我国某医院2000年调查显示，该院住院患者中使用抗生素的占80.2%。其中使用广谱或联合使用2种以上抗生素的占58%""1990—2002年，我国门诊和住院病人的医疗费中，检查治疗费用所占比例从28%上升到36.7%""由于大处方，我国卫生费用的12%~37%都被浪费掉了"。[3] 难道这些抗生素滥用、大检查、大处方与医生的行为毫无关系？我们不能借口宏观层次体制制度的不完善，放松微观层次具体制度的约束，不顾医生所应共同遵守的办事规程或行动准则，放弃一个医生所应追求的道德操守。诚然，我国是一个拥有13亿人口的发展中大国，家底薄，我们的财力无法使我国的医疗卫生条件现在就达到或接近发达国家的水平，但根据当前国民经济发展水平，至少应该设法为人民群众提供"能接受""能看得起"的医疗，这不仅是政府的责任，更是医生所应担当的职责。

2　医学专业精神内涵及存在问题

医学专业精神是指医务人员应该确立的理想和信仰，包括科学精神与人文精神。主要是指求真务实、开拓创新，在医疗临床实践中尊重客观事实与医学规律，依据循证医学方法进行科学实验，在操作规范指导下进行医学临床防治疾病实

本文作者张修燕、黄裕民，刊载于《中国医学伦理学》2007年第20卷第5期。

践,防止差错事故,推动医学科学发展,为人类健康服务的精神,在人格上是利他主义、尊重生命、仁心仁术。现代医学专业精神中的人文精神的不足,尤其值得我们重视。21 世纪,世界已出现"医学发展性危机",这是因为工具理性的泛滥、现代发展严重失衡与过度开发引起的。人文的失落,使医学在发展中出现了不协调,人们在利益的角逐中,没有理性、公正、博爱,只有对金钱赤裸裸的追逐。全球性的生态危机与全球性的精神危机呼唤着人文科学,由美国内科学基金、美国医师学院基金和欧洲内科医学联盟共同发起和倡议的《医师宣言》就是佐证。中国有着上千年的传统文化,自古以来,人们称医术为"仁术"。《内经》《伤寒论》《左传》及晋代的杨晋的著作中早就有关于医德问题的零星记载,隋唐医家孙思邈更是把医德作为学术思想来研究,这对医学职业人格和医学专业精神的建设有重要意义。

3 孙思邈医德思想对解决上述问题的作用和意义

孙思邈医德思想在我国医德史上占有重要位置,他系统地总结了前人的成就,并结合自己的临症经验,于 7 世纪中期,撰成我国最早的一部临床实用百科全书《备急千金要方》,书中首次比较全面地论述了医德问题,《大医精诚》一文更是备受同行人民尊敬推崇。他的医学品德和医学成就 1000 多年来教育着一代代中国医生,甚至到现在都有很重要的借鉴意义。正所谓标新不如袭古,仅百度网以"孙思邈医德精神"为关键词找到相关网页约 13,000 篇,对孙思邈的医德思想进行挖掘和重构,对解决医疗行业存在的问题,对在实践中指导医学从业人员完善职业人格、丰富医学专业精神内涵具有积极的作用与意义。

3.1 孙思邈医德精神

孙思邈认为"去名利"是一名医技高明、医德高尚的大医应有的素质。他自己一生不为名利所惑,多次拒绝统治者授官授爵,以"济世救民"作为人生指针。各种传说及孙思邈著作中隐含的信息表明了他的一生是致力于济世救人的神圣医学事业而薄名淡利的。孙思邈之所以能够为历代人们所称道,更在于其"扶危济困,救助弱者"的高尚道德品质。对于医家而言,乘人之危、落井下石必然为世人所不齿。不计财利,关注弱势群体的医德观是孙思邈从医的职业理念,而且很自然地形成了厚德爱人、不计财利的职业道德观念。他认为只有具备不计财利,关注弱势群体的高尚道德品质,才能称得上已具有良医的必备素质。扶危济困,救助弱者,不计财利是医生的本分。孙思邈把病人当作亲人,排除一切个人杂念,不讲任何条件,不怕担风险,一心救病人。孙思邈还指出了医生应有的风度及行医时应注意的作风问题,要自尊自爱,认真细致,沉着冷静,照顾病人及病人家属的情绪,反对草率马虎、傲慢得意的坏习气。

3.2　孙思邈医德思想的意义

孙思邈把医为仁术的精神具体化。他在所著的《大医精诚》一书中写道："凡大医治病，必当安神定志，无欲无求，先发大慈恻隐之心，誓愿普救含灵之苦，若有疾厄来求救者，不得问其贵贱贫富，长幼妍蚩，怨亲善友，华夷愚智，普同一等，皆如至亲之想……"寥寥片语，已将孙思邈的高尚医德情操展示在人们面前。这些思想对于现代医学同样有意义。用它来作为教材，可以让现代医务人员产生强烈的人道主义精神，从而养成不避亲疏、不论贫富地全力救治病人的精神。这一点对于改善现在人道主义淡漠的医疗现象有很大的作用。他创立的从方、证、治三方面研究的方法，开后世以方类证的先河，为现代医生从事研究作出了典范。从方、证、治三方面研究的方法要求医生在做研究过程中要精益求精，在遵循前人的基础上进行论证，然后再用到临床治疗中。这是一种严谨的科学态度，是对科学负责、对医生负责、对患者负责的精神。

他认为治病救人是医务工作者的天职，也是他们积极为社会奉献，充分展示个人才华，实现人生价值的主要方式。拒绝政府授官授爵是孙思邈著名的事迹，淡泊名利是他被后人称颂的品质。这 2 个都是要求医生清心寡欲，潜心医学，努力提高医疗技术，以造福苍生。现在，很多医生羡慕医院外面的世界，心态不稳。心念不纯，用孙思邈的医学思想教育医务人员可以让他们坚定信念，调整价值观念，全心为医学事业奉献。

在医患关系方面，孙思邈继承了从社会心理因素方面调动患者积极配合治疗的观点，一生致力于医学工作，勤奋不懈，无私奉献，其思想的出发点就是对众生无限热爱的仁慈之心。他认为，发自内心的仁爱之情是从事医务工作的重要动力。如果没有对医学事业庄严的使命感和对医疗工作的极端热情，缺乏救苦救难的奉献精神和对病人亲人般的爱护心情，不可能做好治病救人的工作，甚至不具备做医生的资格。面对现在紧张的医患关系，孙思邈的理论无疑给了我们一个明确的答案：对病人要热心、耐心、细致、真诚。

为人谦虚，敬重同行，注意协作是搞好医务工作的基础，古代医家一贯提倡，孙思邈在这方面也很注意。他强烈呼唤医生不可以炫耀骄傲，而是要相互尊重、相互合作，对偶然治好了一个病人就趾高气扬，把自己看成是天底下独一无二的人才的浅薄之辈进行了尖锐的批评，并把同行间相互猜忌、彼此拆台的恶劣作风比喻为难以治除的膏肓之疾。孙思邈的上述思想对解决目前医学职业人格与医师专业精神中存在的问题，具有重要的借鉴意义，值得进一步研究。

参考文献

[1] 伍天章.医学职业精神的辨析与建构[J].中国医学伦理学,2007,20(3):5.

[2] 李本富.论医生的职业精神[J].中国医学伦理学,2006,19(6):2.

[3] 刘宪亮,李恩昌.论医学生职业人格培养的内容及途径——医学职业人格研究之二[J].中国医学伦理学,2005,18(2):11.

[4] 邓聿文.《医师宣言》倡议医师职业精神.新华网,2005-12-15.

[5] 余闻.医生职业精神与医患关系[J].大地,2005(22).

[6] 王明旭,张文.试论医务人员的职业精神[J].医学与哲学,2000(13).

[7] 程新宇,卢启华.谈谈孙思邈的医学伦理思想[M].西安:陕西科学技术出版社,2001.

[8] 汤岳龙.孙思邈学术思想应贯穿于医学教育[M].西安:陕西科学技术出版社,2001.

[9] 陈采成.孙思邈医学哲学思想的新探讨[M].西安:陕西科学技术出版社,2001.

陈可冀院士的文学造诣及对医学人才培养的启示

陈可冀院士是我国著名中西医结合内科专家,先后当选为中国科学院院士和“国医大师”,并任中央保健委员会专家组副组长。共发表论文1000多篇,其成果分别获得国家科技进步一等奖和二等奖,为我国中西医结合事业作出了突出贡献。

陈可冀院士长年奋战在临床和科研一线,能够登上中西医结合事业和期刊事业的巅峰,其中的成功奥秘源自陈院士始终坚守的科学精神与博深的人文素养。而深厚的文学功底尤其是古典文学功底为这种坚守提供了有力的支持,更为他打开中医药学这个宝库奠定了深厚的学养基础,提供了挖掘整理的利器,更为他办好2个刊物提供了深厚的人文科学滋养。科学和文学在陈可冀院士身上的完美结合,使他能在科研和办刊中悟性高、理解深、看得远,为我们培养新一代的医学人才提供了有益的启示。

1　以文化人,大医精诚

“诗言志”,是中国士大夫阶层薪火相传的学统。有经世济民宏愿的知识分子,往往将胸中抱负“发言为诗”,抒发情感,表露志向,寻找知音共鸣。陈可冀就是这样一位具有古典气质的当代士人。他自幼钟爱文学,涵泳古典诗词,熟读《三字经》《古文观止》,熟读四书五经,深爱唐宋八大家,将许多名篇烂熟于胸,具有深厚的文学素养,中学时就在福州的报刊上发表作品,1949年加入中国作协。其后虽选择学习医学,但从未放弃舞文弄墨,而是将诗文作为生命的一部分。文学情怀与科学精神是陈可冀院士医学人生一以贯之的2个主题,二者相互作用、相互促进,成就了其科研和办刊的辉煌人生。

陈院士认为:“中医有国籍,文明无疆界”;“中国传统医学是一门实践性十分强的应用科学,是在中国传统文化大背景下形成的”[1];“中西医结合医学是中医药学与现代医学在东西方人文关怀、精神文化与物质文化、本土与境外、主流与非主流、宏观与微观、多领域或多层面、由表及里地在实践中相互沟通、逐步互补而融合的进程,最后达到公众间的社会认同”[2]。另外,陈院士在国内外学术交流中

本文作者郭艳、彭松、李恩昌(通讯作者),刊载于《医学教育研究与实践》2019年第6期。

一再倡导、多次提到中西医结合可以有“求同结合”与“求异结合”的多种模式，还可“和而不同”，贵在提高临床诊断认识水平与治疗成效。这反映了他不仅仅作为临床医家，而是以医学大家对人文情怀和科学精神的充分理解和开创性理念，以人文与科学精神汇通中西医学，切实推动着中西医结合医学的迅速发展壮大。医学的进步和发展离不开人文精神，要在医学实践中“求知、求同、求异、求真、求新”[3]。

陈可冀院士脚跨中西医学，浸淫文学与科学，对其中奥妙自然最有体悟。他认为：“中西医结合医学的发展应当不仅体现出是中国品牌的医学和民族情怀，还应体现有国际视野，汲取当代医学科学进步的精华和研究方法，为中医药学的腾飞插上翅膀，为提高临床疗效，阐明机理，加强人文关爱，作出新的贡献。”[4]陈可冀院士特别强调人文科学素质，认为医学应该从人文与科学 2 个轴向来建构，才会有二元价值的认同，而文学是人文的重要组成部分。

在科学和人文 2 个领域的兼收并蓄，促成了其融会贯通。在陈可冀院士看来，对传统医药学和现代医药学的科学姿态，中西医学各有所长，不应一味拿来主义，也不能过分故步自封，要“见贤思齐，见不贤而内自省”，最佳的融通之道就是相互借鉴、相互融合，走出一条中西医结合之路。

陈院士也将这些理念融汇于其主编的《中国中西医结合》杂志中、英文版的办刊实践中，在刊登大量实验类、临床类论著的同时，也策划约稿刊登了不少高质量的医学人文类论文，受到国内外读者的喜爱。“常以虚怀纳新事，不以今心论古人”的条幅，就挂在陈可冀院士的办公室里，成为他人生的座右铭，也是他办好刊物的主导思想之一。他办的 2 个刊物专门开辟了有关新技术、新思路的栏目，刊登了不少对中西医结合有启发的新技术和新思路的文章，也刊登了许多人文类的文章，丰富了科研工作者对中西医结合医学研究的思路。他每年还主持举办相关新技术和论文撰写学习班和研讨会，为办好刊物打基础，杂志社也在 2017 年获得中国出版政府奖先进出版单位称号。“人命至贵，贵重千金。”凡大医者，必以精诚为念，开方用药，有是症用是方，谨记“医乃仁术”，重学习、淡名利。陈可冀院士将恩师岳美中先生的警句“治心何日能忘我，操术随时可误人”时刻挂在心头，告诫学生并以自勉，作为临床医生必须做好每一个细节，方能无愧于心。其实，陈可冀院士是个急性子人，但他胆大心细，每一次问诊、查体、开处方，都要亲力亲为，反复查实核对，表现出对患者极大的责任感和同理心，同时在医患沟通和疾病的诊疗过程中结合中医学观念和理论，从患者的人文关怀、身心方面的共同关注。岳美中教授的医德和治学精神始终是陈可冀院士的楷模，他对病人一丝不苟，要求“所操必信”，这是古往今来凡成大医者的不二法门。陈可冀院士得良师耳提面命，谆谆教诲，临诊牢记“胆大、心小、智圆、行方”八个字，其成功的秘诀正源于此。[2]这种精神，在办刊中体现得更具体，他每每为稿件中的一个疑问而反复查对，常至深夜，力求准确无误。

陈可冀院士为勉励子女勤奋好学、报效祖国，曾多次赠诗，如："世界发明如大海，愿有涓滴出我家""宠辱不惊，直路而行""德在人先，利在人后，勤于磨炼，逆境不退"。陈院士家教严苛，对子女的德行和意志有着相当高的要求，其实也是他自己严于律己、精进不懈的外在表现。这也成为他办好刊物的动力之一。

家风如是，培育后学亦如是。"写好人生这本书"，是陈可冀院士对学生和期刊编辑经常说的一句话。陈可冀院士教书育人可谓深悟"传道解惑"之法，他曾讲"作为一名好医生既要有精湛的医术，又要有高尚的医德和人格，强调人文素质与科学素质有机结合"。[4]当下医学教育中，医学人文内容的比重逐渐提升，正是在陈院士这辈大师的提倡和践行下推动开来的。

2 文脉不辍，薪传火旺

1954 年夏，陈可冀院士毕业于福建医学院，留校任附属医院内科助教。不久，恰逢中国中医研究院招录第一批"西学中"青年医生，他毅然响应祖国号召，进入中西医结合这个全新的领域。在转学中医的关键日子里，幸遇众多良师，开蒙指点，陈可冀院士的中医水平才能一日千里，很快便登堂入室。其中，岳美中教授是最为重要的一位业师。在中国中医研究院，陈可冀院士跟随岳美中教授系统地学习了《黄帝内经》《难经》《伤寒论》《金匮要略》等中医经典，打下了坚实的文献基础。1960 年，陈可冀院士的中医学识已略有功底，转而随岳老临诊，朝夕相处 1 年有余。陈院士认为，学习岳老中医理论学识与临症胆识，实为日后其从事中医、中西医结合医疗科研打下了良好的技术基础，也让他深信任何科学技术的发展都应强调传承性。白驹过隙，岳美中和陈可冀师生情谊日深，渐为良友，多有诗文唱和，传为杏林佳话。所谓精诚所至，金石为开，岳老认为陈可冀学习专心致志，做学问有献身精神，是不可多得的好苗子，不遗余力地悉心培养，曾赠诗勉以："我本无才最爱才，年来更复抱痴怀。中医宝藏靠谁发？愿与吾君好自开。"爱才、惜才、育才之苦心，溢于言表，读之感人肺腑，这些情愫都深深印刻在陈可冀院士心中，使其能够精进不懈，发奋研治中医学的巨大精神力量。[5]

岳老嗜书如命，终生浸润于我国传统文史典籍之中，一部《二十四史》亦时常反复研读；对于声韵、训诂、诗词之类，情趣尤浓，这些通过言传身教，深深感染了陈可冀院士。1960 年，陈可冀院士与岳美中教授及梁漱溟先生同车到厦门参加福建省辨证论治学术座谈会，结识了不少福建中医界名流，他追随群彦，畅谈古今，纵论灵素。这次盛会令陈可冀增添了许多新知，大大开阔了眼界，所得甚多。岳美中教授兴之所至，下笔作诗："学会招从鹭岛开，来前尽是省中才。高龄竞迈忘年步，壮岁事驰绝域垓。书味药香酿满纸，海光山色净无埃。新医药学前途景，辨证论治或是胎。”[5]从中可以窥见一代中医大家老当益壮，为学术事业奋斗终生的豪迈之情，读之令人动容。陈可冀院士当时还是青年医师，被岳老的辨证思维和学术激情所感染，从此时刻谨记岳老的教诲，在学业和工作上更加投入，为日后取得成果奠定了坚实的基础。

1975年，岳美中教授访日归来，感悟颇多，见到陈可冀院士后，便把所感所想做成一首小诗，赠给陈院士：“东医虽亦学南阳，一病终归是一方。那晓论治凭辨证，此中精义耐思量。”言短旨深，笔力感人，对弟子触动很大。陈可冀院士日后回忆认为，读罢此诗，对岳老持辨证论治与专病专方相结合的立论，乃得其中要领，通神悟达。[5]

为了鞭策鼓励后学，岳美中教授曾特意赠诗给陈可冀院士：“英年绩学展鸿猷，中西结合喜善收。乌影不移参窔邃，梅枝独俏企风流。力从辨证求吾是，弗去分型相尔由。山媚川辉蕴珍宝，只看我辈识耶不[6]？”学习中医注定要坐冷板凳，学有所成要投入巨大精力，在陈可冀院士取得一点成绩时，恩师勉励他趁着青春年华要立下宏图大志，在中西医结合医学事业中干出一番事业，可谓语重心长。

所谓医道从德，陈可冀院士继承了岳美中教授的这些光荣传统和良好品德，在临床科研中培养人才，在办刊中注意提携后学，对青年人有创新但不太完善的论文总是大力扶持，哪怕有一点可取之处，都反复指导、让其修改完善，尽可能发表。这些宝贵的人文精神，都随着桃李成才而永流芬芳。但同时，他也指出：“我所接触到的他们(年青一代的中医药从业人员)之中，虽不少毕业于高等中医药院校，但大多古典医籍并不直接谋面，实有中医药‘文化赤字’或蜻蜓点水之嫌，足资师道者戒”[7]，认为年轻的中医药领域人员需要更好地学习和掌握中医药文化，还要有中华儿女的人文情怀。

3 真情其文，启迪后学

古人云：文如其人。陈可冀院士的诗文，医文并茂，情理相融，思接千古，处处散发着智者的哲思、仁者的真性情，对今天医学人才培养具有重要启迪。

在治学临诊和办刊之余，兴之所至，陈可冀院士常常挥毫泼墨，将胸中抱负和内心情愫落于笔端，如“无情未必真豪杰，科学从来性最真”“勤奋不分朝夕，思接中外古今”“曾从继承出新知，但求创见弘旧章”。从他的文字中，我们看到最多的主题为勤奋、创新、求真，这都是他毕生医海泛舟和办刊人生所苦苦追求的，也是耄耋之年的人生体悟，展现出国医大师的风范。

1983年8月15日夜，陈可冀院士偕夫人陈维养女士信步于北京万泉河路上，言谈之间，偶有所感，共成小诗《五味小居吟》：“五味小居杏林间，几番沉浮甘苦添。秉灯子夜求融汇，入梦犹惊路途艰。”[4]寥寥二十八字，透露出岁月沧桑之感。陈可冀院士一生矢志探求新知，救死扶伤，求仁得仁，无怨无悔。陈可冀院士与夫人是福建医学院同学，毕业后于1956年在福州成婚。如今一个甲子倏然而逝，走过风风雨雨，二老伉俪情深，携手金婚，令人艳羡。

2004年春节前夕，陈可冀院士于旧金山山景城参观林语堂故居，有感于物是人非，触景生情，作小令《调寄访寒梅》：“秋深绿岛念语堂，赏故居，参差路，心界此高，踏中西文化。何事人间同行妒？爱祖国，不泥古，宇宙业。冬初如夏到星洲，说活血，言内难。东行三藩，星斗换，万里波涛，蹉跎整合，五十年心事。岁月无多增亦减，静夜思，生平路，留宿志。[4]”林语堂是近现代蜚声海内外的著名文学家，其“两脚踏中西文化，一心作宇宙文章”的风采，深深影响着从事中西医结合研究的陈可冀院士，来到先生故居，陈院士不免有高山流水遇知音之感。而相较之下，陈可冀院士取中西医学之精华，为国为民服务，正所谓“书生报国成何计，难忘诗骚李杜魂”，以拳拳爱国之心，奋斗奉献终身，更加令人感佩。

陈可冀院士精通古典和现代诗歌，在论著和讲话中善引诗词佳句表达自己的思想感情，信手拈来的只言片语往往成为神来之笔，给人以强烈的感染和深刻启示。在《七十初度》选集的自序中，回顾七十年的风雨人生，陈院士思绪万千，引用“流光容易把人抛，红了樱桃，绿了芭蕉”，感慨白驹过隙；引用“志士惜日短，愁人知夜长”，在繁忙的工作节奏中，认识到社会责任之重，而精力与时间有所不逮；虽然已至耄耋之年，陈院士依然为中西医结合科研和期刊事业奋斗不止，以“苟日新，日日新，又日新”与读者共勉，其高贵的人性光辉，德润后学，又感人至深。[8]

陈可冀院士毕业于福州一中，对于母校始终心存眷恋和感恩，当母校190周年校庆回到那片青春峥嵘岁月的热土时，他在讲话中脱口而出“真的好想你”，[4]真情毕现，感动了在场的师生。凡此种种，在陈院士感情充沛的文字中，我们读到的是一颗具有诗情的“赤子之心”，是一位至情至性的大写的人。

待过春华看秋实，陈可冀院士的医学成就和文学风采已为医学科技界的星河添光增辉，对其深入研究和阐发，有助于深刻了解医学大家的知识构成、学术之路以及精神光芒。在陈院士从医之路宝贵经验的启示下，我们应致力于推动年轻一代医学生和青年医师们的医学技能和文学积淀间的相互滋养，厚植青年医学人才的文学情怀，培育一批德才兼备、志存高远的青年医学人才队伍。

《周易》有云：“观乎天文，以察时变；观乎人文，以化成天下”，意指把掌握自然规律和社会伦理道德提升到视为经世济民的重要途径，对陈可冀投身奉献一生的中西医结合事业来说，掌握“天文”和“人文”的重要性情同此理。

翻开史册可以发现，士大夫、文人、医家的身份常常是三位一体的。比如，一生仕途坎壈的大文豪苏轼，为解民于疾苦之中，时时研习医药学，他通晓医理，熟悉药性，广泛搜集民间的名方、验方，整理成为《苏学士方》，惠及普通百姓；明末清初的仁人志士、思想家、文学家、书法家傅山，同时又是一位名列医学史的医家，著有《傅青主女科》《傅青主男科》，在当时有"医圣"之名。在古代中国，有"不为良相，则为良医"的传统，源于中医往往被古人视为沟通"天、地、人"三者的宇宙和生命的哲学，而其载体是中医药经典文献，这些文献则具体呈现为兼具文学、哲学、医药学内涵的作品。可见，传统中医药学本身深植于中国传统文学的沃土之中，文学和中医药学是相互滋养的，如欲"通经致用"，自必深通古文和传统文化。反之，如果没有良好的文史学积淀，想成为良医几乎是不可能的。文学素养、经世情怀和医者仁心，是一代代传统医药学家心传口授的优良传统，也是培育未来医药学人才的基本素养要求。陈可冀院士是我国医药学从传统向现代化转型过程中成长起来的医学大师，他身上汇聚了优秀医药学传统继往开来所需要的最核心的品质。

陈可冀院士卓越的文学素养是其成功的重要法门，在当下的医学教育体系中应做出相应的调整和完善：第一，在各级医学教育和从业选拔考试考评中，增加语文学科内容的占比。语言是思维的外在表现，文字是对语言的记录，语文能力能够充分展示医学生和医学从业者的综合素养水平以及创新创造能力。加强语文教育和考核，有助于推动我国整个医疗人才队伍和医药学学科的长远发展。第二，在中医药学教育中，加强古典文献特别是古典文学的学习课程。现有《医古文》《医学史》课程内容相对单薄，对于学生打好文献和文学功底效果欠佳，亟须增设相应的课程。同时，根据实际情况，在医学人才培养中提升文学相关学科的比重，特别是加强古典文学课程的学习，加大开设古典文学的必修课程，让学生能够对传统文化有更深刻的理解和体悟，以文为径，用心灵去触摸历代大家为医的精诚之道。第三，进入网络化时代以来，社会上呈现出较普遍的碎片化阅读和思考现象，人与人之间的沟通意愿和沟通能力遇到了新的挑战，医患间的情感距离也随之拉大。时代的发展和医学的进步，已迈进了生物-心理-社会医学模式，客观上对临床中医患沟通和医学人文关怀的追求愈发紧迫。相形之下，由于教育缺位、各方重视不够，当下医学生和部分医务工作者的语文水平和文学素养表现出明显的失衡，直接影响到具体诊疗效果和宏观医疗行业环境。文学素养和语言能力已经是医学生的必备专业技能，只有继承传统医学的优秀理念，建立健全适应时代的医学、文学、心理学等多学科交叉的医学教育体系，才能培养出能够以术治人、以文化人、以情动人的当代医学人才。

参 考 文 献

[1] 陈可冀. 中国传统医学研究进展和趋势展望[J]. 中国中医基础医学杂志，1997(2):3-5.

[2] 陈可冀. 中医有国籍,文明无疆界——谈当代中西医学人文情怀与科学精神的认同[J]. 中国中西医结合杂志,2017,37(6):645-646.

[3] 陈可冀. 中西医结合的原则和实践[J]. 医学研究通讯,2004(7):5-6.

[4] 陈维养. 陈可冀院士:中西医结合医学家[M]. 北京:北京大学医学出版社,2009.

[5] 陈可冀. 我和中西医结合事业[J]. 台湾:中国医药学院杂志,1999,8(3):11-20.

[6] 中国科学院学部联合办公室. 中国科学院院士自述[M]. 上海:上海教育出版社,1996:400-401.

[7] 陈可冀. 传承岳美中教授崇高的人文精神遗产[J]. 中国中西医结合杂志，2012,32(6):725.

[8] 陈可冀. 七十初度——陈可冀医学选集[M]. 北京:北京大学医学出版社，2002:1.

医学职业人格与医师专业精神的含义、内容、存在问题及对策

1 医学职业人格和医师专业精神的含义

1.1 医学职业人格

李恩昌、刘宪亮在2005年年初发表的《论医学生职业人格培养的必要性——医学职业人格研究之一》中指出，职业人格是一个人为适应社会职业所需要的稳定的态度，以及与之相适应的行为方式的独特结合。医学职业人格是从事医疗职业的人们所应具有的人格。他们认为，在知识经济社会中，知识创新将成为未来社会文化的基础和核心，是否具备大量的创新型人才的首要条件是要有健全的职业人格。[1]加强医学生的职业人格培养，使学生构建合理的知识结构，培养职业需要的实践能力，增强市场就业竞争力，促进顺利就业。加强医学生的职业人格有利于医学生向一名合格医学人才的转变，有利于医学生形成健康的医学职业人格。

该文在《中国医学伦理学》杂志2005年第1期刊出后，引起了学术界的关注。随后，该刊就此发表了一组专栏文章，很多学者开始思考和探讨有关医学职业人格问题。

1.2 医师专业精神

2005年秋天，美国哈佛大学的专家在北京、西安、济南、上海就医师职业精神进行了考察调研，了解中国医师专业精神现状，并介绍了他们的一些研究进展和开展医师职业精神的设想。[2]之后，中美学者还就此为专题，分别在北京、上海召开专门研讨会进行了研讨。

2005年12月，由ABIM基金、ACP-ASIM基金和欧洲内科学联盟倡议的《新世纪的医师专业精神——医师宣言》指出：医师专业精神是医学与社会达成承诺的基础。它要求将患者的利益置于医师的利益之上，要求制定并维护关于能力和正直的标准，还要求就健康问题向社会提供专业意见。医学界和社会必须清楚了解医师专业精神的这些原则和责任。医学与社会达成承诺的本质是公众对医师的信任，这种信任是建立在医师个人以及全行业正直的基础之上。宣言提出三大

本文作者师小葶、田润录、李恩昌，刊载于《医学与社会》2007年第10期。

原则、十种责任，即将患者利益放在首位的原则、患者自主原则、社会公平原则，提高业务能力的责任、对患者诚实责任、为患者保密的责任、和患者保持适当关系的责任、提高医疗质量的责任、促进享有医疗的责任、对有限资源进行公平分配的责任、对科学知识负有责任、通过利益冲突而维护信任的责任、对指责负有责任。

邱仁宗教授在《医学专业的危机及其出路》中指出，医学是一门专业，不是或不仅是一种职业。[3]职业是作为人们常规谋生手段的一次活动，也可称行业，而专业要求专门学习和严格训练，一般需较长时间。从事专业的人员一旦取得了专业人员资格后，就拥有特殊资格的权利。专业精神是一项专业存在和发展的本职特征，缺乏专业精神，这项专业就会走入歧途，就会凋零衰败，即使它为专业人员取得过惊人的经济成就。

杜治政在《关于医学专业精神的几个问题》一文中认为，从概念涉及的内容方面看，职业与专业是一致的，在很大层面上是相同的，但职业不一定都能称为专业，而所有的专业当然是一种职业。[4]职业比专业的范围广泛，专业是职业的进一步发展和提升。职业在其服务于社会中，为了更好地发挥该作用，逐渐分离一部分掌握该职业技能和知识的人，以引领该职业特征的结晶和升华。专业的形成有2个基本条件：一是专门的稳定的服务取向和服务领域，即专门从事某种固定的服务，有明确的特征不同于另一种服务；二是系统化的知识体系。

李本富在《试论医生的职业精神》一文中指出，医生的职业精神是医学科学精神与医学人文精神的统一。[5]医学科学精神强调尊重临床的客观事实和医学规律，指导临床进行有效的防治疾病和防止差错事故；同时，它也是医学科学技术创新和进步的源泉，推动防治技术的进步。医学人文精神强调以病人为中心，关爱和尊重病人并把病人的利益置于个人利益之上，它是指导医生开展防病治病和进行医学科学创新的道德基础和精神支柱，以使医生更好地运用防治技术和推动医学科学的进步，故二者相互独立又相辅相成。医学科学精神可以净化其思想，美化其心灵，塑造其灵魂，也是医学人文精神的有机组成部分；医学人文精神也可以成为医生医学科学精神的动力，驱动医生对医学科学知识和技术的追求向高峰攀登。医生职业精神的构成要素包括医生的职业认识和职业态度、职业情感和职业认识、职业理想和职业意志、职业良心和医生职业精神、职业作风和职业信念、职业理想等。

王明旭、张文在《促进医学职业精神建设，优化医学的社会职能》一文中，通过对《新世纪医师专业精神——医师宣言》的分析，概括出医师的职业精神为患者利益至上，医学诚信第一，提高业务能力，促进社会公平。[6]这是因为：①利他主义是医学职业精神的核心；②坚持患者自主原则是履行医学职业精神的基本条件；③推进社会公平是实施医学职业精神的神圣任务。

孙福川在《伦理精神：医学职业精神解读及其再建设的核心话语》中通过2件案例指出：医学职业精神的极端重要性。文章认为，医学职业精神是由业医者创立并加以体现的、看上去空疏但却奥妙无穷的职业王国，由物质家园、智能家园、制度家园和精神家园组成。[7] 医学职业精神是指业医者表现在医学行为中的精彩的主观思想，是其在医学实践中创立和发展并为整个医学界乃至全社会、全人类所肯定和倡导的基本从业理念、价值取向、职业人格及其职业准则、职业风尚的总和。

杜治政认为，专业精神是专业在形成和发展过程中逐渐积累的一种对专业社会责任和专业人员的行为规范的总认识，是以专业为基础而形成的一种适应专业行为需要的意识、价值理念和行为规范，是专业存在和发展的本质特征，是维护专业的神圣性与崇高性的重要保障。任何时候，只要医学背离了这一点，医学就失去了存在的理由，医学就不成为医学了。是否将病人的健康利益放在首位，是非常容易识别的，可视为检验有无医学专业精神的简单试金石。没有专业精神，就没有专业的存在。[4]

David Blumenthal 在《职业精神与弱势病人》中指出，西方对“职业精神”的定义一般有4个特征：①拥有并保持一种特殊的技能，此技能是社会认为有价值的；②专业团体成员自律的责任；③有特定道德与伦理标准的责任，置病人的利益于专业人士的个体利益之上；④站在病人个体的或集体的立场维护其医疗需要的责任。[8]

2 医学职业人格和医师职业精神的内容

2.1 医学职业人格的内容

刘宪亮、李恩昌、尚进等人在《论医学生职业人格培养的内容及途径——医学职业人格研究之二》一文中进一步指出，医学生职业培养的内容，即稳定的职业心理、正确的职业观念、良好的职业性格、过硬的职业技能，只有这样才能更好地从事医疗工作。[9]

张淑美、曲惠青、赵雪玉等在《对医学生应注意“六种”意识培养——医学职业人格研究之六》中指出，责任意识是人的自我意识中最核心、最内在的东西，高度的责任心是道德行为的源泉。[10] 一个人的行为只有与社会责任统一的时候，才具有道德价值，人正是透过这种责任心和堂堂正正的人格，才具有无可取代的尊严，人之为人更在于有德性，才能担负起时代赋予的责任，才会具有奉献精神。知识经济的生命和源泉在于创新，社会需要具备较广泛的人文科学知识、较扎实的自然科学基础、较深厚的医学基础理论、较熟练的专业知识和操作技能的各种创新人才，故应注意培养医学生的创新意识。责任和创新成为培养医学生职业人格的重要组成部分。

2.2　医师职业精神的内容

孙福川认为，作为医学文明的重要组成部分和主导方面，医学职业精神是实然性与应然性的统一、群体性与个体性的统一、科学精神与人文精神的统一。医学职业精神的内在实质——业医者对医学职业的价值追求及其优化设计，是医学的精神追求，是医学人的职业精神追求，是医学人既求真又扬善的价值追求，这决定了医学职业精神具有来源于现实又高于现实的本质特征，超前性与理想性是其突出表征。其基本功能是为医学实践提供职业动力、职业导向、职业自律，提供职业形象、职业承诺等。前3项是对内的基本功能，后2项是对外功能，是辅助功能。内、外功能是互补的，这决定了职业精神在医学实践中具有不可或缺的重大作用与意义。其内容是职业立场，即世界公认的人道主义、利他主义、职业目的，即通行于医学界的救死扶伤，服务健康。职业态度即业医者必须具备爱岗敬业、恪尽职守；职业理想即全面优化医学价值追求的医乃仁术、大医精诚。其表现方式主要是职业素质，即科学素质与人文素质的整合，职业人格即科学工作者人格与人文人格的整合，职业准则即科学准则与人文准则的整合，职业素质与职业人格主要体现为个人的，职业风尚与职业准则是应然性的。[7]

曹永福在《从他律到自律：能否使中国的医务人员将遵守职业伦理变成自觉》中指出，在计划经济体制下，由于政府既是医疗服务机构的主办者，又是医疗服务的管理者，因此，遵循职业伦理主要是他律。在适应社会主义市场经济的过程中，要使中国的医务人员将遵守职业伦理变成自觉需要，使遵循职业伦理者真正得到好处，使医学职业伦理的价值真正体现出来，还要发挥不同主体，如社会政府卫生行政机构、医师协会在其中的作用。[11]

3　医学职业人格和医师职业精神存在的问题

胡林英在《我国医学专业自律问题初探》中提出，我国医学专业行业自律的主要问题是政府行政管理体系下，行业自律尚未实现，行业组织的地位并没有得到法律认可，行业准则或行业规范的制定明显滞后，通过行政手段推行行业管理的效率不高等，并提出承认和尊重行业自律的专业性，建立相对有效的专业性内部机制等，是构建我国医学专业行业自律体制框架的基本思路。[12]

3.1　医学职业人格存在的问题

李永生在《医学职业人格与语言艺术——医学职业人格研究之三》中认为，目前我国的医学教育和教学工作过程中，对医学生语言能力的培养缺乏系统研究与科学论证，对学生的交流能力、信息管理能力等要求没有引起足够的重视，医学课程体现不够。[13]由于对医学生语言表达能力的培养缺乏相应的理论指导，致使一部分学生在临床工作中,语言素养差,缺乏创造性的与患者交流思想、表达感情、传递信息的方式、方法。

孟秀红、张锋、王磊等在《塑造医学职业人格与思想政治工作创新——医学职业人格研究之四》中认为,目前在校医学生,绝大多数出生在改革开放之后,他们成长在对外开放不断扩大、社会主义市场经济深入发展、以互联网和手机通信为代表的现代传媒手段蓬勃兴起、医疗卫生改革不断深入的时期,且独生子女的比例越来越大。[14]在一些学生身上不同程度地存在着政治信仰迷茫、理想信念模糊、价值取向扭曲,也存在诚信意识淡薄、社会责任感缺乏、艰苦奋斗精神淡化、团结协作观念较差、心理素质欠佳等人格问题。

王在翔、张乃正在《医学生职业测评方法探讨——医学职业人格研究之五》中认为,医学生职业素质是一项复杂的系统工程,如何对其进行综合测评,使其更具有人性化,更符合现代社会发展的需要,是摆在我们面前的一个重要课题。[15]

3.2 医师职业精神存在的问题

杨同卫、陈晓阳、曾波涛等在《论医疗制度变革时期的医生角色冲突》一文认为,在当前医疗制度变革时期,医生面临着角色冲突,这种冲突源于患者、医院、政府和医药供应商对医生角色期待之间的差异。医生的角色冲突给从业者带来的直接后果是力不从心,左右为难,进而限制了其积极性和创造性的发挥。要减轻医生的角色冲突,需要从个体和社会2方面进行角色调适和冲突处理。[16]

杜治政认为,医学与经济的关系愈来愈密切,医疗市场化、医药器械生产化、各种各样的保健服务,特别是医学由原先的走街串户的个人行为,发展到今天庞大的服务体系,表明它已经是重要产业的产业部门。医学专业精神的核心价值面临严重的挑战,市场的经济环境以及市场对医业的诱惑,是医学为病人谋健康还是为医生某财富的问题从来没有像现在这样尖锐地摆在医学界的面前,需要医学界认真思考和对待。医学专业的形成及其作用集聚了医学专业的地位,同时也带来了一些消极的、不理想的后果:①忽视了医学的人文、社会、心理等方面的发展诉求。②导致了“医疗服务中的高度严格的集成化制度的发展,使医生和非医生的卫生工作者之间的鸿沟越来越深,但实际上非医生的卫生工作者们在某些方面提供给患者的服务比医生提供的服务更重要”。③强化了医学专业的特殊性及随之而来的与社会的梳理、隔绝。④促成了医学专业对保健事业和保健权的垄断。⑤导致了医学知识的滥用。⑥导致了医学专业的过度的自我保护。

胡林英、丛亚丽在《医学专业精神的初步研究》中指出,中西方医学专业精神面临的主要问题是道德价值观念问题、利益冲突问题、医学专业行业自治问题。[17]

4　对策

4.1　培养医学职业人格的对策

在培养医学生职业人格的途径中，刘宪亮、李恩昌提出：①医学课程设置与人文课程相统一，把社会近期需要与长远需要结合起来，使课程对学生现在有用，将来更有用。医学与医学教育只有与人文科学相结合，并接受它的价值导向，才有可能培养出更多优秀人才，造福人类的健康。②理论教学与实践教学相统一。③第二课堂和第三课堂教学相统一。④校园文化与医院文化节相统一。⑤人格教育与人格影响相统一。⑥职业指导和职业测评相统一。[8]

李永生指出，医学职业人格培养需要语言艺术，人格不仅是指人的语言能作为权利、义务的主体的资格，还集中反映人的性格、气质、品质、能力等特征。医疗职业人员的语言应用问题，实质上是体现医疗职业人员对患者的情感、态度问题。以病人为中心，一切从医疗服务对象的特点和个性出发，解除他们对病痛与人生的种种难言的忧虑，激励他们主动参与和积极配合治疗，特别是要着眼于根本，重视医疗职业人员自身医德和语言素质的提高，从而高屋建瓴地为解决好临床语言运用问题奠定坚实的思想基础和理论水平。典雅庄重的语言风格，能显示医学职业人格魅力，医疗职业人员在交谈中的姿态应自然、大方、优雅，要充分发挥体态语言的补充、配合、深化功能，做到表情自然、手势协调、眼神传情，要给听者一个良好的视觉印象。文明礼貌的医学用语对化解医疗人际交往中的摩擦，创造良好的医疗氛围，建立互助互谅的医疗人际关系，实现医疗作风的根本好转具有重要意义。[13]

孟秀红等认为，实现这些原则的途径为：①充分发挥课堂主渠道育人的功能，把人格教育工作渗透到教育教学的全过程。②坚持正确的舆论导向，加强学生文化建设，营造优良的育人环境。③加强网络等媒体的教育引导，构筑新时期思想交流和沟通的重要平台。④积极开展心理健康教育，促进医学生人格和谐发展。⑤开展就业指导和职业测评，完善医学生职业人格，建立完善的就业指导机制。⑥加强学生自我教育、自我管理，加强对医学生主体性人格的培养。[14]

王在翔等指出，模糊综合评价以其独特处理模糊事物的方法，既可以综合各方面因素，通过模糊定量方法，对不易定量的因素得出一个有评价等级，又可通过适当方法处理对不易定量的因素得到一个模糊定量指标，得到 N 个合理衡量学生职业素质的综合定量指标，从而解决职业素质的综合定量。在对测评方法进行结果讨论时，笔者认为，医学生职业素质综合评价，是衡量医学生职业人格是否健康完善的重要手段，设计一套科学合理、充分体现医学生德、智、身心、人文及社会实践等各方面职业素质的评价指标体系及与之配套的综合评价方法是非常有必要的。模糊综合评价方法以其独特处理模糊事物的方法充分、科学地体现了定性与定量相结合的思想。[15]

4.2 提高和培育医学专业精神的对策

邱仁宗指出,摆脱危机的出路在于要重建医患信任,必须调整政策,废除“以药养医”政策,将医生收入与病人交费脱钩,政府加大对卫生保健(包括公立医院)的投入,让专业精神回到医学中去,让医学恢复为“仁术”,而不是赚钱术,进行专业精神的培养教育。具体的方案为深化卫生改革,维护医学专业精神,改善医患关系,必须以伦理为基准;管制企业与医生的关系,建议制定《医院/医师与医药公司相互关系准则》(应包括惩治办法),首先在少数医院进行试点,逐步推广到全国。在媒体配合下,在全国医院进行一次《医院/医师与医药公司相互关系准则》教育和深入的、联系实际的医师专业精神和道德教育,加强对公司和医院行为的舆论监督,对典型的违法案例应给以严惩并公之于媒体,把药厂及医疗设备公司以各种方式与医院或医生建立非法经济关系列入行贿受贿的刑事犯罪范畴给以调查追究。[3]

王明旭、张文认为,社会对医生和医学界的信任是建立在医生个人以及全行业正直和公正的基础上的,对公平负责而不是考虑医生或行业的私利,是使医生得到公众拥护的先决条件,医生有责任也有能力共同制定高效低耗的医疗保健指南,有责任有能力提高整个社会的健康水平。在资源公平分配上应努力消除医疗卫生中的歧视现象。医学界应当建立起有效的管理机制、动力机制、学习机制、考核机制和激励机制,以保证每位成员富有能力。医学界对医学科学知识的完整性负有责任,这种知识是建立在科学证据和医学经验基础上的。每个医生和医学界都有以医学科学知识为社会服务的责任,普及医学科学知识,提高人们自我保健、家庭保健、社会保健的能力,应当是医生和医学界不懈的追求。[6]

孙福川指出,当前中国医学职业精神建设的第一要务就是医学伦理生态的营造。职业生态建设必须是先行的,必须把营造和优化良好的职业生态作为培养职业精神的第一步,但是,这第一步也千头万绪。当职业潜规则大行其道的时候,摧毁这种职业潜规则是关键的第一步[17]。当职业潜规则由潜在的个别现象行为变成行为时尚的时候,就超出了它自身存在的必然性边界,会产生十分可怕的职业生态污染。其根本原因是医务人员不正当利益的存在和自我合理化,职业潜规则成为满足这些不正当利益的便利手段。其外在的必要条件实现规则的缺失或失灵。良性医学伦理生态的营造应实务举要,走出认识的困惑和误区,颠覆医学职业潜规则。孙福川还讲述了中国医学职业精神的昨天与今天,引出了当今中国医学职业的再建设:①伦理精神重构是医学职业精神的核心工程。②医学职业精神的再建设的设计原则。③医学职业精神再建设的施工指南。[18]

朱抗美在《以仁心仁术为病人服务》一文中指出，中国特定的文化背景孕育了中医医院的文化，应该从教育、培训着手，营造医院良好的人文环境，从点滴做起，让仁心仁术普惠民众，并探索加强第三方组织的监督指导机制，帮助医护人员的职业发展。[19]

Wendy Levinson 在《职业精神和医患关系》一文中通过调查认为：在理想的知情决策和真正的现实之间仍存在较大的差距。从医生团体来看，向患者披露薪酬应该被认为是一种有效的促进医患关系的方式。[20] 总之，“职业精神”塑造并影响着我们如何和患者打交道，在医疗领域中对“职业精神”的定义是随着社会价值观的变化而变化的，应该教育医生如何就一些难题进行沟通。

参 考 文 献

[1] 李恩昌，刘宪亮. 论医学生职业人格培养的必要性——医学职业人格研究之一[J]. 中国医学伦理学，2005，18(1)：21-24.

[2] 刘海客，李恩昌. 中美医师职业精神研讨会侧记[J]. 中国医学伦理学，2006，19(6)：21.

[3] 邱仁宗. 医学专业的危机及其出路[J]. 中国医学伦理学，2005，18(2)：5-8.

[4] 杜治政. 关于医学专业精神的几个问题[J]. 医学与哲学，2007，28(3)：1-5.

[5] 李本富. 试论医生的职业精神[J]. 中国医学伦理学，2006，19(6)：3-4.

[6] 王明旭，张文. 促进医学职业精神建设，优化医学的社会职能[J]. 中国医学伦理学，2006，19(6)：9-12.

[7] 孙福川. 伦理精神：医学职业精神解读及其再建设的核心话语[J]. 中国医学伦理学，2006，19(6)：13-17.

[8] David Blumenthal. 职业精神与弱势病人[J]. 医学与哲学，2007，28(3)：6-9.

[9] 刘宪亮，李恩昌，尚进，等. 论医学生职业人格培养的内容及途径——医学职业人格研究之二[J]. 中国医学伦理学，2005，18(2)：10-13.

[10] 张淑美，曲惠青，赵雪玉，等. 对医学生应注意“六种”意识培养——医学职业人格研究之六[J]. 中国医学伦理学，2005，18(2)：23-24.

[11] 曹永福. 从他律到自律：能否使中国的医务人员将遵守职业伦理变成自觉[J]. 中国医学伦理学，2006，19(6)：18-20.

[12] 胡林英. 我国医学专业自律问题初探[J]. 中国医学伦理学，2006，19(6)：24-26.

[13] 李永生. 医学职业人格与语言艺术——医学职业人格研究之三[J]. 中国医学伦理学，2005，18(2)：13-16.

[14] 孟秀红，张锋，王磊，等. 塑造医学职业人格与思想政治工作创新——医学

职业人格研究之四[J]. 中国医学伦理学,2005,18(2):16-19.
[15] 王在翔,张乃正. 医学生职业测评方法探讨——医学职业人格研究之五[J]. 中国医学伦理学,2005,18(2):20-23.
[16] 杨同卫,陈晓阳,曾波涛,等. 论医疗制度变革时期的医生角色冲突[J]. 中国医学伦理学,2006,19(6):21-23.
[17] 胡林英,丛亚丽. 医学专业精神的初步研究[J]. 医学与哲学,2007,28(3):10-13.
[18] 孙福川. 医学职业潜规则的颠覆与"伦理生态"的营造[J]. 医学与哲学,2007,28(3):14-17.
[19] 朱抗美,唐靖一,奚益群. 以仁心仁术为病人服务[J]. 中国医学伦理学,2006,19(6):27-28.
[20] Wendy Levinson. 职业精神和医患关系[J]. 医学与哲学,2007,28(3):18.

从医学生人格特征谈医学职业人格的塑造

人格是一个人各种心理特征的综合，展现出一个人基本的心理素质和面貌。[1]职业人格是一个人为适应社会职业所需要的稳定的态度，以及与之相适应的行为方式的独特结合。医学职业人格是从事医疗职业的人们所应具有的人格。[2]健全的医学职业人格不仅需要正确的职业观念、过硬的职业技能、良好的职业道德，更需要健康的人格和稳定的心理。

1 对象与方法

1.1 对象

选取在校医学生500名，下发卡特尔16种人格因素问卷500份，回收有效问卷462份，有效率达92.4%。受测者年龄在19~22岁之间，男生202人，占总人数的43.7%；女生260人，占总人数的56.3%。所有受测者总体特征为身体健康，精神状态良好，生活在同一校园，能配合完成问卷所有题目。

1.2 方法

1.2.1 评估工具

卡特尔教授编制的卡特尔16种人格因素问卷，共有187道关于个人兴趣和态度等方面的题目，适用于初中文化程度以上各年龄阶段的受测者。该人格量表由16种相对独立的特质构成：乐群性（A），聪慧性（B），稳定性（C），恃强性（E），兴奋性（F），有恒性（G），敢为性（H），敏感性（I），怀疑性（L），幻想性（M），世故性（N），忧虑性（O），实验性（Q1），独立性（Q2），自律性（Q3），紧张性（Q4）。用测量所得的16种人格因素标准分可推算出综合的次级人格因素类型：适应与焦虑型（X1），内向与外向型（X2），感情用事与安详机警型（X3），怯懦与果断型（X4）。在实际应用中还能作出许多预测，如心理健康水平因素（Y1），专业有成因素（Y2），创造性因素（Y3），在新环境中的成长能力因素（Y4）等。

1.2.2 实施

对受测者进行集体测试，并附有统一的指导语，要求如实填写，收回有效答卷462份，答卷率100%。

本文作者梅思佳、沈乒松，刊载于《中国医学伦理学》2009年第4期。

1.2.3 统计方法

采用社会科学统计软件包 SPSS10.0 和 EXCEL2003 进行数据分析。

2 研究结果

2.1 医学生人格因素分析

卡特尔 16 种人格因素问卷测试结果(见表 1)显示,医学生在人格各个因子中的平均标准分处于 4.15 ~ 6.59 分之间,普遍处于中间水平。其中,聪慧性因子(B)、有恒性因子(G)、怀疑性因子(L)以及实验性因子(Q1)得分偏低,反映出医学生学识不够渊博,抽象思考能力较弱,学习与了解能力不强,不能“举一反三”,缺乏目标与理想,对社会责任感不强。医学生比较随和,容易与人相处,但往往容易信赖他人,有时比较保守,比较尊重传统观念与行为标准。敏感性因子(I)及忧虑性因子(O)得分偏高,表明医学生比较敏感,容易感情用事,容易忧虑抑郁,常常会感到十分烦恼。他们有时会觉得世道艰辛,人生不如意的事情太多,甚至会沮丧悲观;有时也会有患得患失的感觉,觉得自己不被人接受,缺乏与人接近的勇气。

表 1 医学生 16PF 测试结果

因子	人数	均数	标准差	因子	人数	均数	标准差
A	462	5.59	1.77	L	462	4.15	1.63
B	462	4.60	2.23	M	462	5.78	1.63
C	462	5.39	1.64	N	462	5.26	1.51
E	462	5.04	1.64	O	462	6.59	1.68
F	462	5.88	1.71	A1	462	4.67	1.39
G	462	4.45	1.52	Q2	462	5.13	1.66
H	462	5.97	1.52	Q3	462	5.41	1.45
I	462	6.00	1.71	Q4	462	5.58	1.67

2.2 医学生次元人格因素分析

次元人格因素与综合人格因素分析(见表 2)显示,内向与外向性因子得分略为偏高,表明医学生性格一般比较热情、开朗,且心理比较稳定,具有一定的创造能力。

表 2　医学生次元人格因素与综合人格因素分析

因子	人数	均数	标准差
X1	462	5.51	1.50
X2	462	5.82	1.75
X3	462	5.00	1.53
X4	462	5.09	1.41
Y1	462	21.05	4.76
Y2	462	50.47	7.08
Y3	462	79.73	9.40
Y4	462	19.26	4.06

3　讨论

3.1　医学生人格特征与健康人格

人格特征指的是在个人自然素质的基础上，由于社会的影响，通过人的活动而形成的稳固的心理特征，它一经形成便对人的行为效率、行为风格及行为方向产生长久而广泛的影响，在很大程度上决定着一个人的学习、工作绩效和社会适应状况。[1]研究结果显示，医学生的人格特征中具有学识浅薄、权宜敷衍、依赖随和、保守、服从传统的特点，同时具有稳定的心理和一定的创造能力。要培养医学生健康的医学职业人格，首先要从塑造医学生健康的人格开始。阿尔波特认为具有健康人格的人是"健康成熟的人"，罗杰斯则认为是"功能完善的人"，而马斯洛却认为是"自我实现的人"……他们的共同特点是对人性持乐观的态度，认为人能够而且必须超越生物本性和环境特征，相信人自身中有扩展、丰富、发展和完善的潜能，而这些潜能的实现就成为健康人格。健康的人格应具有和谐的人际关系、良好的社会适应能力、正确的自我意识、乐观向上的生活态度以及良好的情绪调控能力。[3]

3.2　人格教育与医学生职业人格的塑造

当教育发展的方向开始从知识传授型向能力培养型发展，从应试教育向强调德智体美劳全面发展的素质教育发展时，人格教育便呼之欲出了。人格教育采用观察和评定的方法了解学生的人格特点，包括它的长处和局限性；采用各种教育和心理学手段以及措施改进或补救其人格的缺陷，促进人格的长处或优势，并培养现代社会发展所需要的人格特征，使学生的人格平衡地发展，形成健全的人格。[4]

国内外专家认为，21 世纪合格的医疗人才不仅要有扎实的专业知识，更要强调政治立场坚定、职业理想远大、价值取向健康、精神状态昂扬向上的健全职业素质。[5]将人格教育渗透到职业指导与职业规划中，对医学生进行职业人格的塑造，从某种程度上来说就是要培养医学生稳定的职业心理、正确的职业观念、良好的职业性格以及过硬的职业技能。[2]首先，要确定医学生人格塑造的导向，根据专业特点以及将来要从事职业的职业特点，选择某些良好的人格特质作为自己努力的目标，比如自信、开朗、热情、自律、严谨、勤奋、坚毅、诚实、善良、随和等，同时针对自己人格上的缺陷予以纠正，比如自卑、抑郁、胆小、固执、敏感、世故等。其次，学习专业知识的同时，加强人文知识的学习。高尔基曾经说过，人的知识愈广，人的本身也日臻完善。学习知识，增长智慧的过程也是人格优化的过程。医学院校相对于其他综合性大学而言，人文教育相对薄弱，医学生要学会了解和理解人，掌握与人打交道的本领，就要具备人文科学知识和医学人道主义精神，就必须学会做人，树立正确的人生观和价值观，具备社会责任感和使命感。[2]现实中，不少职业人格的缺陷都是源于专业知识的单一，缺乏文化的多样性。最后，注重理论与实践的结合。实践不光是将医学理论知识运用到临床的过程，更是在临床中学习严谨扎实的工作态度和高尚的医德医风的过程。

参 考 文 献

[1] 王益明，刘会杰. 在校大学生人格特点变化之研究[J]. 山东大学学报：哲学社科版，2001(2)：105-106.

[2] 李恩昌，刘宪亮. 论医学生职业人格培养的必要性——医学职业人格研究之一[J]. 中国医学伦理学，2005，18(1)：21-24.

[3] 刘金同，李莉. 大学生心理发展及素质培养[M]. 北京：北京大学出版社，2006：66-67.

[4] 郑雪. 人格心理学[M]. 广州：暨南大学出版社，2001：431-432.

[5] 贺加，郭立. 21世纪医生培养目标研究的主要内容及实现措施[J]. 医学与哲学：人文社会医学版，2001，22(10)：12-15.

高校学生干部人格特征的探讨

人格特征指的是在个人自然素质的基础上,由于社会的影响,通过人的活动而形成的稳固的心理特征,在很大程度上决定着一个人的学习、工作绩效和社会适应状况。[1]学生干部作为大学生中的特殊群体,是高校学生工作的生力军,有着举足轻重的地位。因此,探讨高校学生干部和普通学生、非独立学院学生干部和独立学院学生干部的人格特征,为学生干部的选拔任用提供依据和方法,对学生干部的培养以及高校学生工作具有重要的现实意义。

1　对象与方法

1.1　对象

选取学生干部和普通学生各 250 名,下发 16PF 500 份,回收有效问卷 462 份,有效率达 92.4%。有效问卷中,非独立学院学生干部 114 份,独立学院学生干部 122 份;非独立学院普通学生 121 份,独立学院普通学生 105 名。被试年龄为 19~22 岁,男生 202 人,占 43.7%;女生 260 人,占总人数的 56.3%。所有被试者总体特征为身体健康,精神状态良好,生活在同一校园,能配合完成问卷所有题目。

1.2　评估工具

采用卡特尔教授编制的卡特尔 16 种人格因素问卷,共有 187 道关于个人兴趣和态度等方面的题目,适用于初中文化程度以上各年龄阶段的受测者。此人格量表由 16 种相对独立的特质构成:乐群性(A),聪慧性(B),稳定性(C),恃强性(E),兴奋性(F),有恒性(G),敏感性(I),怀疑性(L),幻想性(M),敢为性(H),世故性(N),忧虑性(O),激进性(Q1),独立性(Q2),自律性(Q3),紧张性(Q4)。用测量所得的 16 种人格因素标准分可推算出综合的次级人格因素类型:适应与焦虑型(Xl),内向与外向型(X2),感情用事与安详机警型(X3),怯懦与果断型(X4)。在实际应用中还能作出许多预测,如心理健康水平(Y1),专业有成水平(Y2),创造性水平(Y3),在新环境中的成长能力(Y4)等。

本文作者梅思佳、沈乒松,刊载于《中国医学伦理学》2009 年第 5 期。

2 研究结果

2.1 学生干部与普通大学生 16PF 各因素测试结果比较

16PF 测试结果显示(见表 1),学生干部与普通学生乐群性(A)因子得分差异非常显著,表明学生干部在缄默、孤独、冷漠方面弱于普通学生,即在外向、热情、乐群方面强于普通学生;聪慧性(B)因子得分差异显著,表明学生干部在思想迟钝、学识浅薄、抽象思考能力弱方面弱于普通学生,即在聪明、富有才识、善于抽象思考方面强于普通学生,也就是说学生干部比普通学生学习能力强,思考敏捷。两者在兴奋性(F)因子上的得分差异非常显著,表明学生干部比普通学生活泼、愉快、健谈。学生干部在敢为性(H)因子上的得分显著高于普通学生,表明学生干部更加冒险敢为,少有顾忌,不掩饰,不畏缩。两者在独立性(Q2)因子上的得分也有显著差异,表明学生干部在依赖、随群附众方面明显弱于普通学生,更为独立自强、当机立断。

表 1 学生干部与普通大学生 16PF 各因素测试结果比较

各因素	学生干部(n = 236)	普通大学生(n = 226)	t	P
A	5.86±1.79	5.30±1.69	3.497	0.001**
B	4.85±2.27	4.35±2.16	2.435	0.015*
F	6.20±1.69	5.54±1.67	4.265	0.000**
H	6.23±1.55	5.70±1.43	3.774	0.000**
Q2	5.39±1.73	4.88±1.56	3.343	0.001*

注:* 为在 0.05 水平上差异显著,** 为在 0.01 水平上差异显著。

2.2 学生干部与普通大学生次级人格因素与综合人格因素比较

统计结果显示,学生干部群体与普通学生在内向与外向型(X2)次级人格因素上差异非常显著(t =4.985, P =0.000),表明学生干部性格外倾,更擅于交际,不计小节。两者在怯懦与果断型(X4)次级人格因素上差异显著(t =2.504, P = 0.013),表明学生干部比普通学生更为独立、果敢、有气魄。同时,其心理健康水平(Y1)也明显高于普通学生(t =2.226, P =0.027)。

表 2 独立学院学生干部与非独立学院学生干部 16PF 各因素测试结果比较

各因素	独立学院(n = 122)	非独立学院(n = 114)	t	P
B	3.96±2.11	5.80±2.04	−6.799	0.000**
M	6.04±1.54	5.61±1.70	2.024	0.44*
Q2	4.61±1.55	5.17±1.52	−2.797	0.006**
Q3	5.19±1.54	5.59±1.23	−2.207	0.028*

注:* 为在 0.05 水平上差异显著,** 为在 0.01 水平上差异显著。

2.3 独立学院学生干部与非独立学院学生干部 16PF 各因素测试结果比较

独立学院学生干部与非独立学院学生干部 16PF 各因素测试结果显示(见表2),两者在聪慧性(B)因子的得分上差异非常显著,且独立学院学生干部聪慧性(B)因子得分为低分,表明独立学院学生干部思想较为迟钝,学识较浅薄,抽象思考能力也相对较弱,通常对学习与了解能力不强,不能"举一反三",即非独立学院学生干部在聪明、富有才识、善于抽象思考方面强于独立学院学生干部,且通常学习能力强,思考敏捷。两者在幻想性(M)因子的得分上也有显著差异,表明独立学院学生干部比非独立学院学生干部更富于幻想,不太注重现实,他们往往忽视生活的细节,以自身的动机、当时的兴趣等主观因素作为行为的出发点。但同时也可能富于创造力,但常常会不务实际,做出近乎冲动的行为,因而很容易被别人误解。在独立性(Q2)因子得分上,独立学院学生干部明显低于非独立学院学生干部,表明非独立学院学生干部更加独立自强,当机立断,独立地完成自己的工作,不依赖别人,也不受社会舆论的约束。但往往也自作主张,他们无意控制或支配别人,不被别人讨厌,但也不需要别人的好感。自律性(Q3)因子得分,非独立学院学生干部明显高于独立学院学生干部,表明非独立学院学生干部更能知己知彼,自律严谨,言行一致,能够合理地支配自己的感情和行为,但也常常会固执己见。

2.4 独立学院学生干部与非独立学院学生干部次级人格因素与综合人格因素比较

经 t 检验,独立学院学生干部与非独立学院学生干部在创造因素(Y3)与适应能力(Y4)人格因素上差异非常显著($t=-4.417, P=0.000; t=-4.503, P=0.000$),说明了在创造性以及对工作的适应能力上,非独立学院学生干部明显高于独立学院学生干部。

3 讨论

研究结果显示,学生干部在乐群性(A)、聪慧性(B)、兴奋性(F)、独立性(Q2)、内向与外向型(X2)、怯懦与果断型(X4)因子上与普通学生有显著差异,表现出外向热情、聪明、活泼、健谈、独立自强、当机立断,但有时也会表现出冲动、自作主张、好强固执等,这些是学生干部人格共性,有优秀的方面也有需要改进的地方。学生干部作为学生中的一个特殊群体,是学生群体的先锋队和"领头羊",担负着高校大部分的学生工作,是高校学生生活、学习秩序的管理者和维护者。[2]他们通过各种渠道或平台与人打交道、处理突发事件、在学生组织中做好管理决策工作。所以,高校在对学生干部的选拔、任用与培养上,着重对其管理能力、创新能力、决策能力以及交际能力等的考察。

独立学院学生干部与非独立学院学生干部在聪慧性(B)、幻想性(M)、独立性

(Q2)、自律性(Q3)、创造因素(Y3)、适应能力(Y4)上存在显著差异,表明非独立学院学生干部相对于独立学院学生干部更为聪明、合乎成规、独立自强、当机立断、自律严谨,更富于创新性,而且在新环境中的成长能力也更高。目前,就高校学生个体而言,学生的价值观出现了多元化倾向,学生有着强烈的个性化倾向,自主意识越来越强。尤其是独立学院的学生呈现出“一低、三悬殊、一稳定”的特点,即学习基础相对较差,个体的学习动机、经济状况、学生素质及能力相差悬殊,学习心态较稳定。[3]根据招生政策,独立学院的招生为本科第三批并可以适当降分录取,因此相对于母体高校学生,独立学院学生的文化基础相对较差,由于高考成绩的差距挫伤了他们的自信心,产生了“能力不足、低人一等”的感觉,对自己缺乏自信心,表现出一定的自卑感。与此同时,独立学院学生大部分来自本省经济较发达的城镇或地区,家庭社会背景好,经济相对富裕,他们大多为独生子女,从小被父母溺爱,“饭来张口,衣来伸手”,缺乏独立性,缺少吃苦耐劳锻炼,怕苦、怕难,养成了个性强、以自我为中心的个性特征。

人格是相对稳定的个性特征,本研究通过16PF测查比较,为不同类别学院学生干部的选拔和培养提供了新的思路和方法,选拔积极热情、独立自主、善于管理、乐意服务于大众的人担任学生干部,并且在工作中给予学生干部政治上的关怀、工作上的支持、生活上的关心必不可少。同时,加强对独立学院学生干部的培养,建立起独立学院学生干部培养的独特模式刻不容缓。

参考文献

[1] 王益明,刘会杰. 在校大学生价格变化之研究[J]. 山东大学学报:哲学社科版,2001(2):105-106.

[2] 黄娟. 试论高校学生干部的培养[J]. 湘潭师范学院学报:社会科学版,2008(9):161-162.

[3] 陈磊,刘承,安凤华. 浅议独立学院学生综合素质的培养[J]. 网络财富:理论探讨,2008(8):216-217.

医护人员的情绪在医疗中的作用

在整个治疗过程中,患者及其陪同家属对医护人员的情绪十分注意和敏感,特别是那些尚未作出疾病的明确诊断和怀疑为不治之症的患者,总企图从医护人员的情绪中寻找出有关自己疾病的诊断变化,预后凶吉的信息,其心情常随着医护人员的情绪变化而起伏。笔者仅就医护人员常见的几种情绪变化对治疗的影响作点讨论。

1 喜悦

喜悦易使患者对医护人员产生亲切感,有事常给医护人员讲,有问题常问医护人员,总想更多地了解自己的疾病及其与疾病有关的东西而做到心中有数,甚至把不能告诉别人的隐私、苦闷告诉医护人员,希望能得到帮助、支持,这使患者在治疗中希望被认识、被容纳的心理需要得到满足而有利于健康的恢复。一般来说,患者是极愿意与医护人员交朋友的,这种朋友关系在大多数场合对治疗有帮助。医护人员要了解患者的这种心理,多以喜悦的神情与患者接触,与之成为推心置腹的朋友。在另外一些情况下,特别是患者尚与医者不太熟悉,不了解医者脾气、表达方式的时候,患者总认为,医者诊治时的喜悦情绪可能是自己疾病的好转或作出明确诊断的暗示,由之而放下过去那种对疾病担忧的紧张心情。所以,喜悦的情绪应该是医护人员诊疗护理时的主要情绪之一。但喜悦也要有分寸、有场合,给人以自然、文雅、亲切之感,不要使人感到多余或轻浮和强装。同时,如果是在患者群居的大病房中,喜悦情绪的表示既要有重点,又要照顾到四邻,防止因之引起不必要的误解。

2 镇静

医护人员在患者的心目中是健康的化身,是驱除病魔的神手。当患者治疗时,常因疾病的纠缠而心境不佳,医护人员镇静的情绪能使之受到安慰。特别是疾病严重及手术前后中,医护人员镇静从容的情绪,有条不紊的工作常可给患者特别是及其家属以巨大的精神鼓舞,使他们感到医术高明的医生就在自己身边,生命安全有了保证,从而取得心理上、行动上的一致配合而使患者渡过险期或完

本文作者李恩昌,刊载于《中国社会医学》1986 年第 2 期。

成各种难度较大的治疗。所以,“镇静”如同“喜悦一样,是医护人员的主要情绪之一。

3 愤怒

医护人员不适当地在患者面前流露出愤怒的情绪,自然会使患者感到态度生硬、脾气暴躁,缺乏人情,从而有恐惧和讨厌之感而难以配合治疗。所以,很多医德规范中都将其列为禁忌之首。但是,愤怒在以下场合却有独特作用,即当患者由于外界的打击而精神异常,整天低头不语,沉郁迷惘而不能自拔时,医者适当的愤怒情绪,可打消患者大脑皮层中已经形成的病理兴奋灶,再与其他心理、药物疗法相结合而使之病愈。当然,在采用以上疗法时,要选好适应证,并应适可而止,否则会适得其反,病上加病。

4 痛苦

医护人员的痛苦情绪,害多利少。当患者病情稳定或好转时,医护人员在患者面前突然的痛苦情绪会被一些患者猜疑为自己病情将要恶化或预后不好的表示,从而造成巨大的思想负担而于治疗不利;当患者被怀疑为某种严重的疾病而正在做确诊检查时,医者在检查中或观看化验数字时流有痛苦之感,会使患者的心情骤然紧张,以为已被确诊为那种怀疑的疾病。而这种情况通常是医生在为确诊而苦苦思考,往往使患者经受一场虚惊。所以,当医者为这部分病人检查时一定要注意自己的情绪流露,当因观看诊断数据、分析病情而思考时应避开患者。但是,当患者为疾病折磨而痛苦不堪时,医者适当地流露出痛苦的表情会使患者感到医护人员在同情他,在为他的痛苦而痛苦,从而对医护人员产生亲切感而减轻心理上的痛苦。

5 厌恶

患者,特别是那些重病患者,他们或行动不便,或咯血咯痰,或大小便失禁等,给医护人员带来了一定麻烦,给医院的卫生带来了一定的影响,重病在身的患者其内心也是很矛盾的,一方面对因自己疾病给别人带来麻烦感到过意不去,另一方面又希望得到别人的谅解、同情、尊重,自尊心比平时强,医护人员如果此时表现出对患者的厌恶情绪,就会严重挫伤患者的这种自尊心而成为其心理障碍,给治疗带来不必要的影响。所以,厌恶这种情绪亦当在禁忌之列。

从以上讨论可以看出,辛勤工作在医院里的医护人员的喜怒哀乐,言谈举止,音容笑貌对自己工作的对象——患者病情的治疗转归、预后有着极大的影响。所以,作为一个医务工作者,不但要有精湛的医术,而且要像演员那样善于驾驭自己的情绪，特别是较之医生更多接触患者的护理人员，更应认识、注意这一点，努力在工作实践中使自己的技术与恰当的情绪融为一体，促进患者早日康复。

医院在开展医德教育的同时，也要体察关心医护人员工作、家庭等方面的问题，帮助他们尽早消除那些引起不良情绪的根源。这也要求尽快地在医学院校开设与之有关的医学心理学、医学伦理学、社会医学等课程，把驾驭自己的情绪，运用其为治疗服务当作医务工作者的基本技能来培养。

论生命的公正原则及现实意义

人类社会的发展能否可持续,决定于人与自然是否和谐,这种和谐的一个核心问题是要求人类必须处理好人与其他生命的关系。而生命公正原则既体现了对整个生命世界的尊重,同时客观、理性地评价不同生命的价值,为坚持以人为本和建设生态文明,处理好人与其他生命的关系提供了理论依据。

生命公正原则建立在生命平等原则、生命不平等原则之上,是对生命平等原则与生命不平等原则的扬弃和发展,并将二者有机结合起来。所以,要坚持生命公正原则,必先了解生命平等原则与生命不平等原则。

1 生命平等原则

自然界经过亿万年的进化,形成了今天色彩缤纷的世界。自然界中的所有生物始终遵循着由无生命到有生命,由低级到高级,由简单到复杂的进化原则。而各种生物也并不是孤立存在的,它们总是结合起来,相互依存,形成一定的生物群落。它们之间是紧密相连、相互制约的,形成了环环相扣的食物链。各种生物群落和周围的自然环境最终又形成了一个综合的、完整的生态系统。只有这样,生态系统才能存在和发展,为每种生命提供生存、发展的基础。离开这个生态系统,任何生命都无法生存。人类也是一种生物,作为这个庞大的生态系统的一分子,无时无刻不与周围的环境发生着关系。

在生态系统中,每个物种都扮演着自己的角色,都有自己独特的位置,都有自己的作用,是来缔结生命家园的有机组成部分。因此,每个物种都应享有平等的生命权,即基本的生存的权利。人类不能凭借自己的主观好恶以及对人类直接的利益关系而评价某一物种的价值,而要把物种置于生态系统的大环境中,衡量它们的价值、意义。以人类一时的眼光看似有害的生物,其实在自然界中也扮演着重要的角色,它们对其他生物起着牵制、平衡的作用。这就要求人类平等地对待生命,给予每个物种生存的权利,维护生物链的完整与和谐,保护生态系统的平衡。这就是生命平等原则。史怀泽"敬畏生命,敬畏一切生命"即具有这种生命平等原则的思想。

本文作者李恩昌、刘婵娟(通讯作者),刊载于《浙江社会科学》2018 年第 3 期。

2　生命不平等原则

在纯粹自然世界里，物种有高等生命、低等生命之分，有动物、植物之分，有智慧的生命和非智慧的生命之分。智慧的生命——人可以发现自然规律，利用自然规律，使自然生态系统更有序、健康、良性地发展，从这个角度讲，生命又是不平等的。这就是生命不平等原则。

人类处于自然界现有物种进化的最高端点。人是有理性的道德行动者，这决定了人类具有最高的道德地位，具有高于动物的价值。[1]道德是一种意识形态，是人们共同生活及其行为的准则与规范。人类可以根据自然规律制定出符合人类利益的道德准则。道德作为衡量个人及社会的价值标尺，往往代表了社会的正面价值取向。道德要求人要有爱心，有善心，推而及物，就是人对待动物的怜悯之心。也正是因为有道德的存在，人类社会才变得温馨和谐，才能向着更高级、更良好的社会形态发展。但是，对于动物来说并没有道德可言，支配其行为习性的乃是动物的生存本性，动物没有伦理约束，没有礼义廉耻，因而人不能以待人之法对待动物，人的生命与动物的生命是有本质差别的。

当然，在生命体系中，人的特权与其他生物的生命权成一个反比关系。人过多地享有特权势必以牺牲其他生物的利益为代价。那么，如何超越这种不平等，公正地对待一切生命呢？这就呼唤人类以新的智慧创立新的生命原则。[2]

3　生命的公正原则

生命的公正原则统摄了生命的平等原则、不平等原则。即在生命世界中，每个物种都是来缔结生命家园的有机组成部分，每个物种都应享有平等的生命权，即基本的生存的权利。但这些物种又存在高级、低级之分，动物、植物之分，各类生命，对生命体系的贡献不一，只有按照它们各自的作用、贡献对其进行保护才是公正和公平的。保持生态系统的平衡，是生命伦理学的最高价值之一。认识到生命种族中各种生命的不同作用，特别是应该保持的最佳数量，从而有效地保障各种物种的生存质量，维系和谐、自然的生存环境，保持生态平衡。尊重自然规律，使各类种合理有序地生存，同时又体现以人为本。

中国古代儒家的伦理观，含有这种生命公正论的萌芽，即它在主张“天人合一”自然观和尊重自然规律的同时，特别强调人的宝贵。如《荀子·天制》中说：“水火有气而无生，草木有生而无知，禽兽有知而无义，人有气有生有知亦有义，故最为天下贵也。”所以，儒家坚持爱有等差，对亲人、民众、动植物给予不同的爱。如《孟子》中说：“君子之于物也，爱之而弗人；于民也，仁之而弗亲。亲亲而仁民，仁民而爱物。”[2]这里讲的“物”显然应该是人之外的动植物等构成的物质世界。

《论语·述而》说:“子钓而不纲,弋不射宿。”[3]即在猎取动物时要讲究工具和时间,不要去捕杀动物的幼子,不要射杀怀孕的动物。这也为我们今天建立正确的生命观提供了传统伦理观的借鉴。恰当汲取中国古代的生命伦理学成分,是中国生命伦理学的特点之一[4],也必将为世界生命伦理学的发展作出贡献。

从以上论述不难看出,生命公正的根本原则乃是“平等”与“不平等”的统一:一方面,各具体生命种类所享有的基本权利应该完全平等;另一方面,各具体生命所享有的非基本权利应该比例平等。即认为生命公正原则下的基本权利是每个生命种类因为生命系统所赋予的基本价值和作用而对等的权利,即生存的权利;而非基本权利则是每个生命种类对应于生命系统中占有的权值大小而分配的权利。比如说,老鼠和老虎都是生命系统的一分子,具有为整个生命系统缔结生物链的价值,所以它们都有生存于世的权利。但老虎的濒危,直接影响到生物链的稳定与物种的多样性,并且随着数量的锐减,它在整个生命系统中的权值加大,因此,人们给予它享有立法保护的权利;然而老鼠数量多、繁殖快,而且糟蹋粮食、传播疾病,对人类危害极大,其生命权值明显较低,必须严格限制。

完全平等原则是用于生命系统的基本权利,也就是说生命存灭与否是天赋的,应该生生平等。生命系统中的各类生命在享有基本生存权利的过程中都担负一些本应具有的义务,这些义务是各类生命享有生存生命权利的源泉、依据。“比例平等”原创于亚里士多德。对于此概念,他曾说过:“既然公正是平等,基于比例的平等就应是公正的。这种比例至少需要有4个因素,‘正如A对B,所以C对D’。例如,拥有量多的付税多,拥有量少的付税少,这就是比例;再有,劳作多的所得多,劳作少的所得少,这也是比例。”[5]由是可知,所谓非基本权利比例平等,就是说谁的生命权值大,谁便应该享有较大的非基本权利;谁的权值较小,谁便应该享有较小的非基本权利:每种生命因其生命权值不平等而应享有相应平等的非基本权利。这样,各类生命所享有的权利虽是不平等的,但每种生命所拥有的权利与其所占有权值之大小的比例是完全平等的。这就是非基本权利比例平等原则。这种生物界的生命公正原则同样适用于人类社会,即保证人基本生存条件的基本权利平等与每一个人实际贡献相适应的非基本权利的比例平等,是人类社会的生命公正原则。对此,许多学者都有论述,[6]这里不多叙述。

4 生命的公正原则的现实意义

4.1 生命的公正原则是生命伦理学的基本原则之一,为人体移植器官的多样性获取提供了理论基础

随着科学技术的发展,人体器官移植已经能够挽救许多器官衰竭者的生命。然而,世界性的器官短缺严重制约着器官移植的发展。我国的情况尤为严重。

2015年,我国停止使用死刑犯器官进行移植,公民捐献成为器官的唯一来源。这一年,公民捐献人数只有2766例,大器官捐献数7758个,包括亲体捐献在内的移植手术量为10057例,而当年有约30万需要器官移植患者,满足率极低。目前,公民器官捐献虽有上升,但这一情况仍未有根本改变。所以,如何解决我国移植器官的短缺问题,已成为医学界、学术界乃至全社会共同关注的大事。[7] 在这种情况下,动物器官移植作为人体器官的来源,在技术上已经显示了一定的可能性,但这会遭到动物保护主义者的反对。

很明显,从生命公正原则的角度来讲,这是完全合理、公正的。

另外,人体器官作为移植器官的来源,具有生物学和医学上的极大优势,但人类对本身器官作为移植器官来源比例还非常小。致使大量可以用的器官被白白烧掉或埋掉,更使本来可以挽救的生命痛心离去。从人类的生命公正的原则讲,健康作为人的基本权利,社会必须予以平等的保障。在健康中国上升为国家战略的今天,这一问题必须公平地予以解决。所以,一是国家必须大力提倡公民捐献器官,并建构相应的体系予以鼓励、促进和落实。二是从健康作为人基本权利的角度来讲,对于器官捐献和移植技术产生的费用,国家必须作为公共医疗的部分予以保障,这样才是公正的。在这方面,我国已经迈出了可喜的一步,但是受传统文化和道德因素的影响,也由于器官捐献和移植尚未纳入医保,捐献者和移植者的费用没有解决,公民捐献的热情不够,捐献率低。不过这些问题正在解决,而生命公正原则,可以为其提供强大的理论支持。

4.2　生命的公正原则也是生态学的基本原理之一,它为人类正确处理人与其他生命的关系提供了理论指导

人类不断地认识和改造自然界,是为了给人类创造良好的生存条件和发展环境。发展的动机和目标是为了人,发展依靠的主体也是人。过去相当长的时期内,人类以征服自然为目的,以物质财富的增长为发展模式,势必会破坏人类赖以生存的基础,使人类的努力适得其反。这就脱离了以人为本的实质。以人为本并不是以人为主,最大限度地满足人的利益,而是在根本问题和选择上要以人类的整体利益为思考问题、解决问题的出发点与落脚点,处理好人与其他生命及各种生命与生命的关系,实现人与自然的和谐统一。

生命的公正原则正可以为之提供指导并防止以往片面原则的偏差及对人类和生命系统的危害,因为生命的完全平等原则会颠覆人的道德主体地位,把高贵而灵智的人拖回原始的动物性起点,这无疑是背离人类现实社会存在的需要和道德常识的。史怀泽“敬畏生命,敬畏一切生命”的思想为生态伦理学的建立提供了理论支持,但缺陷正在于此,其影响广泛,不良后果已经显现,致使一些人爱狗、猫、蛇等动物而不爱人,如不纠正,其后果不堪设想。生命不平等原则容易引导人

类走向极端的“人类中心主义”,而无所顾忌,践踏其他生命。生命公正原则应该是一种既符合当今社会发展的需求,又能保护生态平衡,维护人类生存环境的理性选择。它要求人类在对待其他生命时,既要以人为本,坚持人类的利益,又要保护动、植物,并对动、植物进行有效利用,维护生态平衡。一旦人与动物的利益发生冲突,甚至动物的利益严重危害人类利益时,一味地袒护动物,践踏人类的尊严和利益,甚至让猛兽横行,威胁人类的生存,挤压人的生存空间,与人类争夺生存资源,那就是人类的悲哀了。如许多国家前些年针对某些濒危动物,制定了许多法律予以保护,但只强调保护而没有相应的对数量进行有效调节的措施,致使其数量迅速上升,在人居区横行如入无人之境,导致危害人畜事件时有报道。这反映了人类对待生命原则上的缺陷,必须以生命公正原则重新审视这些法律而予以完善、修正,即从生命伦理公正进入生命法律的公正。中国已意识和开始解决这一问题。据《西安晚报》报道,陕西商洛开展了狩猎护田行动:近年来,地处山区的商洛各地的生态环境得到了极大改善,森林面积不断增加,野生动物种群数量恢复增长较快,部分县区野猪、野兔量多成灾。为了有效控制野生动物对农作物的侵害,商洛市林业局结合全市野生动物资源现状和各地狩猎护田需求,2012 年 10 月下达各县区狩猎野猪 1500 头,草兔 1.2 万只,雉鸡 6000 只的狩猎计划。期待生命伦理学工作者对此作出理论上的阐述,也需要把其从生命伦理学上升到生命法学的高度,以法律形式推动实施。[8] 即在有关动物保护法中,既要有保护的条款,又要有限制其超过正常数量、引起生态失衡、危害人类和其他生命生存的条款。

非常明显,由于自然承载能力的有限性,人类绝不可能使每个物种都得到充分的发展,只能依据生命的公正原则,研究生命系统各个物种的适度规模和生存区域。国际相关组织及各个国家,都应研究、制定保护相关动、植物与限制其超过正常数量并对其有效利用的计划,使得生态系统在这种保护与限制中得到和谐的可持续发展。

参 考 文 献

[1] 杨国斌.生物医学研究中实验动物伦理学问题的思考[J].中国医学伦理学,2010(23).

[2] 何志伟.环境伦理在可持续发展中的社会功能研究[J].中国医学伦理学.2006(19).

[3] 范瑞平.当代儒家生命伦理学[M].北京:北京大学出版社,2011.

[4] 李恩昌.中国医学伦理学与生命伦理学发展研究.[M].西安:世界图书出版公司,2014.

[5] 亚里士多德. 亚里士多德全集第八卷[M]. 北京:中国人民大学出版社,1992.
[6] 王海明. 伦理学原理[M]. 北京:北京大学出版社,2009.
[7] 李恩昌,刘婵娟,郑卫荣,等. 简论我国医疗伦理咨询体系建设[J]. 中华医院管理,2017(9).
[8] 胡利强. 部分区县野猪野兔成灾,商洛开展狩猎护田行[N]. 西安晚报,2012-10-20.

高职医学生职业人格培养模式与途径初探

职业人格是一个人为适应社会职业所需要的稳定的态度，以及与之相适应的行为方式的独特结合。高职院校职业特点突出，受功利教育模式的影响，医学教育越来越突出职业技术与职业的应用性发展，学科知识注重工具的实用性，轻视知识的历史、情感、思想知识，禁锢了学生的全面发展；加之高职医学生工作于临床一线的技术岗位群，过分强调技术层面的拥有，容易导致人文素质下滑。因此，高职院校更应加强医学生职业人格的培养，使医学生形成健康的医学职业人格，而不能将人文职业人格素质教育排斥在外而蜕化为职业培训或训练教育。

1 高职医学生职业人格培养模式

1.1 层次体系

第一层次，公共基础性人文素质培养，立足于社会发展对人才基本素质的总体要求，解决如何做人和做什么样的人的问题；第二层次，医学基础性职业道德培养，立足于对医学双重性的认识，从宏观上明确医学价值的判断标准，树立正确的医学价值观；第三层次，医学专业性职业人格培养，立足于医学模式转变对医学知识结构的具体需求，从微观上解决应用医学人文性防治方法和手段的能力培养和训练问题，形成健康的职业人格。

1.2 培养方式

一是在全校学生中大面积普及职业人格知识教育，开设医学职业人格人文素质课并将其作为必修课；在医学专业课程中渗透人文素质及职业人格养成教育，使学生获得应有的人文知识，构建健康职业人格知识体系。二是包括对于不同医学专业学生开设系列医学职业人格人文素质选修课程模块，可以以选修、辅修、主修 3 个程度进行。前者注重知识传递，后者注重个性培养，使之在教学时间、教学计划学时、教学内容上有所差异，体现因材施教、尊重差异、调动兴趣、服从人才培养目标的要求。将其分散在 3 年的教学实践活动中，使学生形成坚定的职业意识、良好的职业道德、崇高的职业理想和健康的职业人格。

本文作者赫光中、张滢、王强，刊载于《中国医学伦理学》2009 年第 22 卷第 5 期。

2　高职医学生职业人格培养途径

2.1　教学计划途径：将医学职业人格知识贯穿于高职医学教育教学计划中

教学计划即课程设置本着学科课程、活动课程、潜在课程各自的特点，设计医学职业人格人文素质教育的课程体系，设置全校公共人文职业道德必修课和选修课，开设“医学-人文职业道德”交叉性质的医学职业人格素质教育必修课和选修课，规定人文职业道德必读书目，等等。同时，规定职业人格人文素质课程所占总学时的比重，规定学生必须达到的职业人格人文素质学分数，包括医学人文基础课程和医学职业人格素质综合课程、医学职业人格素质实践课程。

2.2　教学过程途径：切实保障医学职业人格素质教育实施的实践过程性

人文医学职业人格素质教育主要在于其过程性，通过过程体验，领悟医学职业人格精神，激发人文职业道德需求。在宏观过程中，主要是通过人文医学职业人格道德课程体系的设置和相应的教学管理措施的落实来保障其效果；在微观过程中，则主要是通过精心策划某一学科的教学过程，利用教学内容、教学方式方法、教学手段，具体体现课程的人文职业性，从而实现医学职业人格精神的直接教育或间接影响。通过学科教学，挖掘再现专业课或人文课本身所包含的人文医学职业人格精神；通过辩论式、启发式、互动式等方式的教学，以课堂的人文氛围和教师的人格魅力，尊重、体现和诱导学生的自由、民主、平等意识和情感，激发学生的职责意识、创新意识、法律意识、问题意识、服务意识、协作意识……使医学生形成健康的医学职业人格；通过案例教学，培养对真、善、美的感悟力和职业道德价值的判断力，等等。在教学过程中通过对传统教学过程（如教学方法的灌输式、填鸭式，教学内容的过分系统性、完整性，知识讲授的细致与透彻性等）的超越，帮助学生将人文职业道德精神内化为健康职业人格素质

2.3　教学评价途径：以指标引领职业人格素质教育实施要求，以检测实施保证健康职业人格素质培养的实效进程

教育评价是一种对评价对象的价值判断，即对教育活动、教育过程、教育结果进行的价值判断。因此，这种评价要从教育主导（教师）和教育主体（学生）2 方面来进行。为强化教育的职业人格素质培养导向，一方面，对教师的教育评价应突破理性判断的倾向，彰显其价值判断，即看是否有助于学生理性能力和非理性能力的和谐统一发展。要制定相应的文件，如“教师课堂教学质量及效果评价标准”，经常开展校内教育教学公开课，尤其是职业人格素质教育公开课或请校外的教师高手演示教学。另一方面，对学生的评价要突破单纯的理论成绩和实践技能评价倾向，以彰显其综合素质尤其是人文健康职业人格精神。要制定“学生职业人格素质教育评价体系”，尤其要对职业人格素质教育的具体评价做出明确规划，

引导、鼓励和培养学生积极思维、科学认知、丰富情感、磨炼意志、亲近美善以及学会做人和做事。

2.4　师资培训途径：教师既是健康医学职业人格影响的形象化身，又是职业人格人文素质教育的传播者

领导重视、认识到位、措施合理；严格把握教师的入口关，确保职业人格综合素质优秀的人才被补充到教师队伍中来；采取多种形式努力加强青年教师的道德情操和职业人格素质的培养和提高。一方面必须立足内部挖潜，通过培训提高师资队伍的人文职业人格意识与人文职业人格践行能力；另一方面要外聘一些具有较高医学职业人格素质的教师前来任教或讲学，同时还应鼓励从事医学专业教师与人文学科教师，共同编写适合高职院校医学专业的系列或部分人文职业人格素质教育教材。

2.5　教学手段途径：开发课堂在实施职业人格素质教育活动中的潜力

课堂是职业人格素质教育的主渠道，但不是唯一渠道。为了全方位开展人文职业人格素质教育，必须在强化人文职业道德学科教育的同时，更加广泛地开发利用各种人文职业人格素质教育资源。一是要丰富图书馆的人文职业人格素质教育资料，让学生在阅读中可以时时受到人文职业人格精神的熏陶；二是要通过院、系、班级组织的参观医学专业人文景观和基地建设等活动，使学生可以处处受到医学人文职业人格精神的感染；三是要通过组织学生参加社会调查、参与社会医疗护理服务等工作，提高学生的职业意识和职业行为修养；四是要充分利用校园网络资源（如 BBS、心理热线等）进行广泛的心灵对话与沟通，从而使人文职业人格素质教育的时空得以更大扩展。

2.6　校园文化建设途径：优化人文环境，不断提升校园文化的人文品位

第二课堂的主要内容包括：一是组织和引导学生社团活动，开展系列人文教育讲座、文艺汇演、体育活动等。二是要加强校园环境建设，使知识内部教化与外部熏陶相呼应。校园环境建设是自然与人文的密切关联，主要应包括以下内容：校风、校训、学风和行为规范建设、校园的整洁和绿化、人文景观的设置、教室与实验室布置、教职工的服务理念建设等，从而实现全程育人、全员育人、全源育人，使文化精神洋溢于校园环境中，要特别注意突出医学职业人文特点。

2.7　实习、实训途径：临床见习、实习是检验、修正、形成医学生职业人格素质的最佳实践平台

临床优秀医务工作者，是学生认识职业的楷模，其良好的行为引导可以帮助学生积攒人文实证经验的技巧。在医疗服务工作中学会控制，不惊慌；态度诚恳，不推脱；懂得处理程序，不蛮干；换位思维，不冷漠；实事求是，不虚假；保护封存资料，不疏漏；细致关怀，不推辞。开展“向优秀医护人员学习”“优质服务竞赛”等各

种活动,让医学生参与其中,培养学生的爱国主义、社会主义、集体主义和人道主义精神,树立科学的世界观、人生观、价值观和荣辱观,养成敬业、奉献的医学职业人格精神。

参考文献

[1] 张淑美,曲惠青,赵雪云,等. 对医学生应注意“六种”意识的培养——医学职业人格研究之六[J]. 中国医学伦理学,2005,18(2):23.

[2] 刘宪亮,李恩昌,尚进,等. 论医学生职业人格培养的内容及途径——医学职业人格研究之二[J]. 中国医学伦理学,2005,18(2):10-13.

构建现代医生职业人格探析

职业人格是人作为职业权利和义务的主体所具备的基本品质和心理特征，它是一定的社会政治制度、物质经济关系、道德文化、价值取向、精神素养、理想情操、行为方式的综合体。[1]良好的职业人格，往往能使自己正确的职业观成为一种自觉的行为表现，在复杂的社会环境和激烈的就业竞争中，表现出较强的心理承受能力，积极稳健的处世态度；它是个人生存和发展的必备条件，也是社会可持续发展的动力源泉。[2]医学职业人格是指从事医学职业的人们在医疗工作中所具备的基本品质和心理特征。在当前医药卫生事业改革的背景下，探究建构现代医生职业人格的必要性，反思现代医生的职业人格缺陷，提出培育医生职业人格的可操作路径，成为构建和谐医院、调动医务人员工作积极性的必要手段。

1 构建现代医生职业人格的必要性

1.1 医学科学自身发展的需求

医学模式正处于向现代“生物-心理-社会医学模式”转变的进程中，医药卫生体制的变革，需要满足现代医学的以人为本的新诉求，这就要求现代医生在提供基本医疗治疗的同时，需要为患者提供包括精神、文化、情感等全方位的服务。医学的发展要求将患者的利益置于医师的利益之上，要求对患者诚实，和患者保持适当关系，通过调整利益冲突而维护患者对医生的信任。这对现代医师的职业人格培养提出了新的要求。

1.2 构建和谐医疗生态环境的需求

医生与患者是医疗活动得以展开的2个主体，他们的共同敌人是疾病，在这个前提下双方的根本利益是一致的，而医生的天职是治病救人，理应在这一过程中承担更多的职责。[3]而当前部分医生滥用抗生素、大处方、大检查、医药购销、医疗服务等不正之风造成我国医患关系紧张。同时，随着意识形态的变化，人们的维权意识、法制意识开始觉醒，医疗环境中出现新问题。在此背景下，加强医生职业人格建构具有极其重要的现实意义。这不仅是培养全面发展医学人才的需要，也是构建和谐医疗环境的需要。

本文作者许慧清，刊载于《中国医院》2010年第5期。

1.3　医生自我职业价值诉求的需求

1.3.1　健康的职业心理需求

随着社会上思想道德和价值观念的多样性，医生的思想观念和价值取向也呈现出多元化倾向，存在一定程度的混乱，甚至出现人格功利化倾向。[4]这导致部分医师的职业价值观长期歪曲，引起严重的职业心理问题。健全的职业人格是维护医生职业心理健康的首要因素。

1.3.2　应对职业压力的需求

目前，医生的执业环境受到了巨大挑战，医疗纠纷不断增多，破坏医院秩序、殴打、侮辱甚至杀害医生的事件时有发生，医生的人身安全和人格尊严受到了严重威胁。广东省情报调查研究中心发布的《广东省医护人员精神状况调查报告》显示，广东省医护人员（年龄在 26~45 岁）总体精神压力较大。39.1%医护人员压力达到重度程度，45.5%医护人员有中度程度及偏上的压力，合计达到84.6%。只有职业人格健全的医生，才能在特殊的高要求的职业环境中保持自身的良好平衡心境，才能为有健康问题的人们提供优质的专业化指导。

1.3.3　应对职业倦怠的需求

医生由于其特殊的服务对象、不稳定的工作时间和压力，以及社会公信力的下降、医疗环境的恶化和媒体偏颇的报道，比其他职业的人群更容易出现职业倦怠等问题。

职业倦怠严重影响人们正常的工作生活，此时医生的个人调节显得尤为重要。医生应加强自身的学习来形成健康的职业人格，从而增强自己进行医疗活动时的信心。

2　现代医生职业人格缺失的表现

2.1　医生的职业价值观发生错位

社会经济发展进程中，贫富差距不断加大，社会上拜金主义侵蚀着现代医生的职业价值观；医师薪酬制度改革相对社会经济发展的落后，浮躁的社会意识下导致医学职业精神的缺失；部分医师对自身价值观的修养不够重视；行政监管体制的相对落后等原因导致医师的价值观产生错位，医疗行业药物回扣、索要红包等不正之风得不到遏制。

2.2　医生的职业道德滑坡

医学院校的职业道德教育大部分停留在抽象的说教和“空而大”的政治宣传层面上，教育不到位、无实效[5]；在市场经济环境下，医学与经济的关系越来越密切，维护病患的健康权与医疗行业追求经济利益的矛盾日渐突出。当前医生追求自身经济利益使医师职业精神的核心价值面临严重的挑战。医院的继续教育中关于职业人格的培养呈现一种零散的状态,缺乏明确的指导思想和教育目标,即缺乏系统的应用性研究,加上部分医师价值观的错位,导致职业道德的滑坡,患者对此深恶痛绝。

2.3 医生职业倦怠问题日趋严重

医疗环境的恶化、医师社会地位的下降、医疗体制改革的滞后、社会环境的不公评价、生活质量的下降、价值观的错位等原因导致医师执业倦怠问题日趋严重。消极的工作、转岗甚至离职现象不时发生。

2.4 医生职业沟通能力的缺乏

当前,医学教育重基础、轻人文现象比较严重,在医师的培养过程中,对于职业沟通能力的培养更是少之又少,医师的职业沟通能力基本上是在工作中自我摸索而来。通过医生对医患纠纷问题态度的调查分析显示:部分医生认为医患纠纷中患者自我维权意识提高,部分医生认为医患纠纷中病人对医学知识不了解、对医学期望过高。其实医患沟通不够,或者说在语言交流中缺乏思想情感,忽视职业沟通的艺术性、规范性和科学性,确实是医生职业人格缺陷的表现。[6]

3 培育现代医师职业人格的路径

医生这一职业的特殊性决定了其对从业者的职业人格要求更为严格,医生的职业人格状况对临床工作方式、工作效率以及医患关系将产生直接影响。加强现代医生的职业人格培养和塑造是非常必要和重要的,有助于增强医生的责任意识和奉献意识,有助于现代医生形成健康的医学职业人格,从而更好地推进医疗卫生事业。

3.1 充实医生继续教育内涵,增强医生塑造职业人格自觉性

医学模式的转变对医师的职业需求不仅仅停留在精湛的技术和患者健康的恢复,需要更多层次的人文服务,如心理诉求、良好的沟通、医学诚信、社会公平等。医生的继续教育历来重技能,厚临床基础,而对于医生职业人格的继续教育非常缺乏。在现有的医生继续教育内容中,医院在制定医生再培训计划之时,应根据医学职业特点进行有针对性的职业人格指导,指导医生不断分析、评价自己的性格和个性,找出与医学专业不相适应的人格缺失,从而扬长避短,不断完善医生职业人格塑造,形成与医学专业相适应的理想职业人格。在医生的职业生涯中,医生的职业人格不是一朝一夕形成的,也不是自然形成的,优秀医生职业人格所特有的心理特质和行为习惯需要长期的人文医学继续教育,也是贯穿在医师的整个职业生涯中,因此应融合时代特点和医生职业规范,建立内涵丰富的涵盖医师职业人格的继续教育模式,使现代医生提高塑造健康职业人格的自觉性,适应时代的需求,达到从他律到自律的转变。与此同时,提倡医生自我反省,提倡医生

个体的自觉认识和反省。作为受过高等教育的医生，更要多采取积极主动的态度，发挥自己的智慧、才能和力量，认识自我，实现自我，而不是一味地依赖外在的约束和引导。要通过积极进行自我反思、自我调节的活动，才能更好地实现个人职业人格的培养。

3.2　建立科学的医生职业人格评价体系，提倡在临床实践活动中完善医生职业人格塑造

现代医生职业人格的养成需要医院强制性的制度环境培育。目前，医院管理部门对医师的考察，只凭所在工作部门领导的定性印象评价，更多的只是从临床技能、有无医疗事故和差错、有无病人投诉、有无收受红包和回扣等表层的认识进行评价，评价者与被评价者均存在对目标的认识模糊，尤其对职业人格因素一直忽略，而职业人格因素对于其工作绩效、岗位适应性和职业生涯发展有着重要影响。只有深化医院管理体制的改革，改革医师的薪酬制度，完善医师的职业规范（尤其是医师的自律机制），加强医院行业的监管力度，通过剖析分解出医生职业人格的构成要素，形成定量与定性相结合的评价体系，才能对医生的职业人格自我培养起到规范和引导作用。医学作为一门实践性非常强的科学，决定了在职业人格塑造过程中，主体的实践活动是实现职业人格的关键。医生必须通过自己的亲身实践，才能更好地发挥自己的专业潜能，实现自身的价值。同时，在实践过程中，要把良好的职业精神、高尚的职业道德以及优秀的职业意识体现出来，因此，要不断地把自己对职业人格的认识付诸实践，在此过程中加深对职业人格内涵的认识和理解。通过实践中亲自去体验、感受和评价，使医生不断凝练其医学职业人格。

3.3　加强医院文化建设，营造完善医生职业人格的职业环境

文化能潜移默化地改变人的内在、外在素质，对人格的形成与发展有着十分重要的作用和影响。因此，塑造和培养理想职业人格离不开健康的社会文化环境。[7]医院文化建设是医院建设与管理的重要内容，也是医院建设中的一项系统工程。医院文化建设直接反映了医院的综合实力，展现了职工的精神风貌。因此，通过医院文化建设，有助于完善医生职业人格，从而更好地推动医院的发展。医院的文化氛围对医生的职业人格培养起到非常重要的作用，良好的职业环境能对医生的职业人格培养起到“净化和升华”作用，相反，则会起到污染作用。因此，医院应该努力营造良好的文化氛围，建立公平、公正、公开的人才培养机制；建立科学的年轻医师职业生涯规划；搭建良好的团队帮带制度，通过机制的管理、科学的规划、导师的引导促进年轻医师形成健康的职业人格。良好的医院文化氛围有利于医生职业人格的培养和熏陶。榜样的力量有着潜移默化的作用，为此，医院应广泛开展诸如“向优秀医护人员学习”等各种活动，让医生参与其中，发挥医院

文化对医生职业人格培养的指导、感染和教育作用,使医生在活动中树立正确的职业观念,养成良好的职业道德,促进医生健康职业人格的形成。医生这一职业的特殊性决定了其对从业者的职业人格要求更为严格,医生的职业人格状况对临床工作方式、工作效率以及医患关系将产生直接影响。加强现代医生的职业人格培养和塑造是非常必要和重要的,它有助于增强医生的责任意识和奉献意识,有助于现代医生形成健康的医学职业人格,从而更好地推进医疗卫生事业的改革。

参考文献

[1] 黄耀宁. 周克元. 对广东医学院医学生职业人格培养的实践探讨[J]. 西北医学教育,2007,15(5):795-796.

[2] 李恩昌,刘宪亮. 论医学生医学职业人格培养的必要性——医学职业人格研究之一[J]. 中国医学伦理学,2005,18(2):10.

[3] 张修燕,黄裕民. 孙思邈医德思想与医学职业人格与医学专业精神[J]. 中国医学伦理学,2007,20(10):71.

[4] 胡春贞. 医学生和谐人格培养的探索[J]. 中国高等医学教育,2009(4):34.

[5] 周璐,颢丹瑶. 好医生的评价标准和医生不良表现之浅析[J]. 中国医学伦理学,2000,13(3):43-44.

[6] 李永生. 医学职业人格与语言艺术医学职业人格研究之三[J]. 中国医学伦理学,2005,18(4):14.

[7] 田俊芬. 和谐社会构建中的理想人格培养研究[C]. 武汉:武汉理工大学硕士论文,2008,8:24-25.

医学实习生职业成熟度与人格特质的相关分析

职业成熟度是个体掌握职业发展相关信息并做出与其相适宜的职业选择和决策的一种准备程度，是从发展的角度来理解个体职业行为。职业成熟度反映学生在面对职业问题时进行正确认识和行为选择的能力。职业成熟是一种心理上的成熟，成熟度高的个体倾向于做出明智、适当的职业选择。医学教育是一种职业教育，医学职业教育的根本目的是培养合格的医务工作者。我国医学教育过程一般分为公共基础和医学基础课程教学、临床专业知识理论教学、毕业实习教学3个阶段。毕业实习是医学生将所学的理论知识转化为实践，熟练掌握临床技能，成为社会需要的合格医务工作者的关键时期。新医学模式要求医学人才具备良好的职业素质，不仅需要掌握扎实的临床专业知识和精湛的操作技能，还需要具有高尚的职业道德与人文修养。独特的人格和素质是胜任某一特定职业的良好基础，职业成熟度是衡量个体职业发展水平的重要量度标准。[2] 为了了解毕业实习阶段医学生职业成熟度与人格特质的关系，采用职业成熟度量表和卡特尔16种人格因素量表对实习后期的学生进行测评，总结在临床工作中优秀实习生的人格特征，为医学教育制定人才培养计划和健全人格教育提供科学依据。

1 对象与方法

1.1 研究对象

2015年9月至2016年6月，调查广东某医科大学五年级临床医学专业学生1857人，依据实习单位提供的实习鉴定评分，其中优秀生185人，普通生1672人。依据实习鉴定评分指标，优秀实习生主要特征为：实习期间受医生和护士欢迎，与病人沟通良好；医学基础知识扎实，动手能力强；尊敬指导教师，遵守实习单位规章制度，踏实肯干，服从分配。在普通生中采用随机抽样原则抽取185人，以优秀生185人、普通生185人合计370人为调查对象进行团体问卷调查，资料现场回收，调查结果保密。回收有效问卷364份，有效率98.38%。

1.2 研究工具

（1）采用张智勇修订的韩国版大学生职业成熟度量表。共有34题，分为职业目标、职业自信、职业价值、职业自主、亲友依赖和职业参照6个维度，采用Likert5

本文作者谭健烽、蔡静怡、王双苗，刊载于《卫生职业教育》2017年第1期。

点评分日。

(2)采用华中师范大学戴忠恒、祝蓓里修订的美国卡特尔 16 种人格因素量表。此量表共 187 题,归为 16 种人格因素,分值越高表明某种人格因素越突出。

1.3 统计分析

运用 EpiData 软件进行数据录入,SPSS13.0 统计软件进行数据分析。计量资料的组间比较采用独立样本 t 检验。

2 结果

(1)职业成熟度量表得分比较:优秀医学实习生在职业目标、职业自信、职业价值、亲友依赖维度得分高于普通医学实习生,差异有显著性(表 1)。

表 1 优秀医学实习生与普通医学实习生职业成熟度量表得分比较 (M±SD,分)

维度	优秀生(n=183)	普通生(n=181)	t 值	P
职业目标	3.36±0.19	3.28±0.23	2.734	<0.05
职业自信	3.21±0.19	3.10±0.16	3.897	<0.05
职业价值	3.28±0.28	3.18±0.18	2.970	<0.05
职业自主	3.32±0.15	3.29±0.24	1.133	>0.05
亲友依赖	3.32±0.13	3.24±0.23	2.917	<0.05
职业参照	3.36±0.17	3.33±0.17	0.937	>0.05

(2)卡特尔 16 种人格因素量表得分比较。优秀医学实习生在乐群性、稳定性、有恒性、世故性维度得分高于普通医学实习生,在实验性维度得分低于普通医学实习生,差异有显著性(表 2)。

表 2 优秀医学实习生与普通医学实习生 16 种人格因素量表得分比较

(M±SD,分)

维度	优秀生(n=183)	普通生(n=181)	t 值	P
乐群性	5.63±1.20	5.19±1.16	2.334	<0.05
聪慧性	5.15±1.04	4.92±1.20	1.473	>0.05
稳定性	5.82±1.56	5.31±1.35	2.587	<0.05
恃强性	5.97±1.58	5.90±1.54	0.301	>0.05
兴奋性	5.59±1.29	5.79±1.48	1.014	>0.05
有恒性	5.12±1.45	4.64±1.33	2.461	<0.05
敢为性	5.95±1.59	5.80±1.50	0.697	>0.05
敏感性	5.17±1.40	5.11±1.26	0.349	>0.05
怀疑性	4.79±1.61	4.85±1.75	0.316	>0.05

续 表

维度	优秀生(n=183)	普通生(n=181)	t 值	P
幻想性	5.74±1.51	5.62±1.48	0.587	>0.05
世故性	5.53±1.47	5.11±1.19	2.232	<0.05
忧郁性	4.75±1.18	4.89±1.14	0.803	>0.05
实验性	5.41±1.26	5.85±1.49	2.184	<0.05
独立性	5.78±1.03	5.66±1.02	0.834	>0.05
自律性	5.44±1.48	5.11±1.34	1.661	>0.05
紧张性	5.27±1.31	5.42±1.41	0.776	>0.05

3　讨论

职业心理学研究认为,职业成熟度水平是个体职业发展中的一个重要评估指标,可作为预测个人职业发展和行为的主要因素[4]。大学阶段是个人发展和职业生涯发展的关键阶段,高职业成熟度医学生具有高职业素质,他们更在乎对将来从事职业的认识、对自己职业生涯的规划[5]。本调查结果显示,优秀医学实习生在职业目标、职业自信、职业价值、亲友依赖维度得分高于普通实习生。职业目标反映出大学生对于自己将来的职业是否有一个清楚的目标,职业自信反映出医学生对于职业发展的自信心。量表的高职业目标和高职业自信得分反映出优秀医学实习生对成为一名医务工作者有更坚定的决心与信心。职业价值反映的是影响职业目标选择的因素,低分者更侧重金钱、声望等外在因素,高分者更侧重自我实现等内在价值。医生的价值在于为病人解除痛苦,抢救生命,维护人们的健康,只有建立在这种价值观上的一切行为才符合医学道德准则。与普通医学实习生比较,优秀医学实习生更倾向于把从事医学工作当成是展现人生价值和实现自我的平台,而非仅仅一份职业。亲友依赖反映职业选择中是否依赖亲友的意见,高分者参考父母、朋友的择业意见。优秀医学实习生在该维度得分高,表示其选择从事医务工作的社会支持要比普通实习生高。

人格是个体思想、情感及行为的特有模式,它包含了一个人区别于他人的稳定而统一的心理品质。职业人格是一个人为适应社会职业所需要的稳定的态度以及与之相适应的行为方式的独特结合。[7] 人格特征是个体在自然因素基础上,由于社会的影响,在社会活动中形成的稳固的心理特征,它一经形成便对人的行为效率、行为风格及行为方向产生长久而广泛的影响,在很大程度上决定着一个人的学习、工作绩效和社会适应状况。医务工作者承担着救死扶伤、防病治病、康复保健的使命,不仅要治病,还要对病人的恐惧、焦虑等不良情绪进行抚慰,特别是对待重症病人,医生的一言一行直接影响其情绪和治疗效果。本研究结果显示,优秀医学实习生具有高乐群性、高稳定性、高有恒性、高世故性、低实验性的人格特征。乐群性得分高者待人热情,个性积极乐群,对新环境适应较快,善于与病人、医护人员打交道,容易被接受与认可。稳定性得分高者情绪稳定而成熟,在处理医患关系时更冷静,能体会病人的痛苦与恐惧。有恒性得分高者做事有恒负责、重良心。江陆平等研究发现,责任心、热情性、乐群性等人格特质因素可以有效预测医学生医德人格倾向。[7]医德作为一种职业道德,是医务人员的重要素质之一。具有乐群积极、情绪稳定、有恒负责职业人格的医学实习生,容易给病人信任与信心,更受实习医院的欢迎。余颖聪等的研究也提示,优秀毕业生具有善于交往、自信、冷静等人格优势。本调查显示,优秀医学实习生具有高世故性、低实验性得分特点,世故性得分高者人情练达、善于处世,得分低者坦诚、直率、天真;实验性得分高者自由开放、批评激进,得分低者循规蹈矩、尊重传统。梅思佳等有关医疗专业人格的调查研究也发现,医学生的人格特征中具有保守、服从传统的特点。[8]目前,在医疗体制不健全、医疗资源不均衡等客观因素影响下,传统和谐医患关系遇到了前所未有的挑战。通晓待人处世方法、善于处理人际关系的医生更有能力建立良好的医患关系,减少医患矛盾的发生。

教育的真谛是育人,育人的核心是塑造人格。高校素质教育的基本任务和目标就是使人形成健康的人格,健康的职业人格是人的职业素质的核心部分。具有健康医学职业人格的个体,在医疗工作中会遵循良好职业道德与职业行为,在复杂的医疗环境和激烈的就业竞争中,依然表现出较强的心理承受能力和积极稳健的处世态度。临床医生如果没有成熟的职业道德和人格品质,即使拥有高明的医术也令人担忧。因此,医学教育应该加强医学生的职业素质与人格培养,提高其职业成熟度,塑造优秀职业人格。

参考文献

[1] 刘洋洋,蔡晶晶,李舍予. 八年制医学生职业成熟度现状调查研究[J]. 华西医学,2014(3):553-558.

[2] 白雪. 医学生人格特征与职业成熟度的关系研究[J]. 中国高等医学教育,2011(8):42-43.

[3] 张智勇,荣煜,管延军. 中国大学生职业成熟度量表的信度与效度[J]. 西南师范大学学报:人文社会科学版,2006,32(5):1-6.

[4] 刘立立. 我国大学生职业成熟度研究进展[J]. 安阳师范学院学报,2014(6):151-154.

[5] 覃玉宇,唐峥华. 职业成熟度研究对医学生培养的启示[J]. 中国高等医学教育,2010(5):18-19.
[6] 任玲艳. 医学生道德人格的现状及培养途径探析[J]. 中国医学伦理学,2011,4(24):487-488.
[7] 师小葶,田润录,李恩昌. 医学职业人格与医师专业精神的含义、内容、存在问题及对策[J]. 医学与社会,2007,20(10):20-23.
[8] 江陆平,齐明,郑建辉. 甘肃省某医学院校医学生医德人格倾向调查[J]. 医学与社会,2013,5(26):87-90.
[9] 余颖聪,夏慧霞,陈飞,等. 医学实习生及优秀带教医师职业能力调查与分析[J]. 中国高等医学教育,2012(10):56-57.
[10] 梅思佳,沈乒松. 从医学生人格特征谈医学职业人格的塑造[J]. 中国医学伦理学,2009,4(22):91-93.

医学生医学职业人格塑造与医患沟通技能培养探析

医学职业人格是从事医学职业的人们在医疗工作中所具有的人格。[1]职业人格具有稳定性与可塑性,要把医学生职业人格培育的切入点定位在对医患沟通技能的培养上,因为沟通作为行为为职业人格培育提供了可视化的指标,也是职业人格特征的外显表现。同时,医学生的医患沟通技能也是健康的职业人格必不可少的一个重要因素。所以,应以培养医学生的医患沟通行为能力为抓手,塑造健康的职业人格。

1 医患沟通的障碍分析

医患沟通作为现代医学的思维方式和行为准则,发生在所有医疗机构的每次医疗服务活动中,是医疗卫生服务的过程环节,对于构建和谐的医患关系起着至关重要的作用。在临床实践中,阻碍医患沟通的因素极其复杂,但是医患双方对疾病的认知、情感差异、知识结构差异及权利分配差异是医患沟通的主要障碍,分析和明确这些障碍,有针对性地对医学生进行医患沟通教育,可以实现医患之间的有效沟通。

1.1 疾病认知差异

对疾病的认知而言,"患者所患的疾病就像一个'文本',医生和患者就像两位读者,医生以'观察'的方式在自己的视域里构建对疾病的认识,对疾病进行解读。患者以自己体验的方式阐释着疾病。然后,医患在沟通中互为文本、互相解读,并达成对疾病的'共识'或者主体间的'约定'"。[2]也就是说,医患沟通的主要内容就是疾病。对于疾病,医生和患者的视域完全不同:一个是技术或科学的视域,一个是内心体验和日常感知的视域。医务工作者生物医学主导的思维和行为,认为疾病就是正常生命具体化特征的破坏和紊乱,是科学意义上的失序状态,从外部视听觉感知疾病,而患者认为疾病是恶魔,是一种改变了的生存状态,是带有主观色彩的生病体验,常常表现得无助和依赖感全无。

1.2 情感体验差异

在临床中,医患双方的沟通缺乏情感的交流,医务工作者在日常的诊断中是看到病未见到人,与希波克拉底的理念"知道谁生了病比知道他生了什么病更重

本文作者郭艳艳、佟晓露,刊载于《中国医学伦理学》2017 年第 8 期。

要”相悖。患者就医在很大程度上是带着强烈的情感色彩的自我评价与体验过程，对医务工作者是一种心理上的依赖。在医患沟通中的这种情感忽视或冷漠多表现在医方，其原因主要有：一是医生生物医学主导的思维和行为方式，患者就像一台被修理的机器，受到医者冷冰冰的“维修”，很少考虑患者的社会、心理因素等，以致态度生硬，情感冷漠，医生忽视对患者的同情、关心；二是由于医务工作者工作忙、压力大、患者多，导致缺少耐心沟通的时间。因此，医患沟通的障碍不是简单的主观道德缺失问题，更重要的是医学的教育和临床实际中“情感能力”的培养。[2]

1.3　知识结构差异

医务工作者普遍文化程度高，系统地掌握医学知识和技能，又有医疗实践经验，对治愈疾病、维护健康的知识和经验有着得天独厚的优势。而患者对于医学知识的占有是零碎的，很多人对于自身、疾病及健康几乎一无所知，难以理解人的生理和心理的差异性。这样的差异必然导致医患双方对于疾病和医疗行为的知识、信息的理解能力和水平不同。另外，医务工作者知识结构上也有重大缺陷，医务工作者的人文知识明显不足，人文实践能力欠缺。

1.4　权利分配差异

医生的权利主要是具有独立自主的诊断、调查疾病、医学处置、出具相关医学证明，选择合理的医疗、预防、保健方案的权利。患者享有的权利主要是平等医疗权、疾病认知权、知情同意（选择）权、个人隐私权、医疗赔偿权、监督医疗过程权等。患者的权利从表面上看得到法律、社会以及医务人员的充分肯定，事实上，患者的这些权利都属于被动的权利，其权利的实现完全依赖于医生对患者权利的认知和尊重。

2　塑造健康的医学职业人格，培养医患沟通能力需要知情意行

2.1　知——医患沟通技能培养的基础

知即认识，是指对医患沟通的含义、重要性、医患沟通障碍产生的原因及医患沟通原理、策略、原则和技巧的认识和理解，从而理解患者对疾病认知的角度。知是情与行的基础和内在动力，没有正确的认识，就难以产生正确的行为。认识是决定大学生医患沟通行为倾向的思想基础，是医患沟通教育的第一要素。虽不能感同身受，但能理解患者不仅有躯体疼痛，还伴随心理上的压力。在深刻认识和理解医患沟通理论的基础上，形成医患沟通情感意念，提升对医患沟通行为的选择能力。

大学是理论知识学习和积累的重要阶段，是学生向医务工作者过渡的重要时

期,是塑造健康职业人格的关键期,对于医患沟通基本知识的认识和理解是其走向职业生涯的第一步。没有对医患沟通基本知识和重要性的理解认知和认同,就无法谈医患沟通情感的培养,就不可能在临床上践行医患沟通。在校期间,大学生要有意识、有目的、有计划地学习医患沟通相关理论知识,认识沟通的重要性,提高对沟通的认识,以日常沟通为基础,实现今后实习工作与日常生活的整合统一。

2.2 情——医患沟通技能培养的直接动力

情即情感,是指人们在临床实践中对于医患关系与沟通技巧所产生的内心体验和态度体验,是伴随着认识而产生和发展的,对行为有着巨大的调节作用。态度是影响行为意图的第一个主要变数。情感是认识转化为行为的"催化剂",对人的行为的方向和强度都会产生重要的影响。从医患沟通的障碍分析可以看出,情感认知差异是主要障碍之一,情感教育的目的之一是使医学生对人性有深刻的领悟,对患者有仁爱之心,设身处地地关怀、帮助患者,保持好心态,以形成积极的内心情感。然而,医学生在成长过程中获得信息的途径众多,一些学生未充分认识到医务工作者在沟通中存在的问题,认为患者素质低、文化水平低,存在"告知医学知识也不懂"的心理,对患者有负面的评价。培养医学生的内心情感,使医学生对患者产生正面的或者是客观的评价,对其所从事的工作产生持久性的积极情感,对促进认知行为转化有重要作用。

2.3 意——医患沟通技能培养的重要保证

意指人的意志,是医学生走上工作岗位,在医患沟通过程中表现出来的克服障碍、战胜困难的毅力和决心,是调节人的行为的重要精神力量。在临床实践中,医务工作者会面对各种各样的患者和困难,且患者多,时间有限,只有具备坚强的意志,才会在临床实践中一往无前,同时抵制住各种诱惑。在学生阶段,医学生的专业课程繁多,压力大,意志培养教育要引导学生不断自省,强化社会实践,适时进行挫折教育,多学习医学人文类知识。

2.4 行——医患沟通技能培养的目标

行即行为,指医学生在一定的认识、情感、意志的支配下所进行的医患沟通实践,是医患沟通行为能力的体现,也是评价养成教育效果的落脚点。医患沟通行为不是个别的行为,而是一种行为习惯。只有当行为经过多次反复养成习惯后,才能全面、综合、客观地反映一个人的医患沟通能力状况。习惯养成后,又可以提高医学生对沟通基本知识的认识,促进其对待患者积极内心情感的培养和意志的锻炼。

3　以知情意行为途径，加强医学生医患沟通教育

3.1　加强医患沟通课程与思想政治理论课的联动建设，建立医患沟通教育长效机制

医患沟通基础知识的认识，不太可能会自发地形成，需要通过教育、引导、传授、培养方可获得。医患沟通基础知识的学习有赖于课堂的教学，要发挥课堂教学主阵地、主渠道作用，医患沟通行为养成需要循序渐进，多阶段学习和引导。思想政治理论课贯穿大学整个过程，而医患沟通课程仅在 1 个学期内学习，将医患沟通内容整合到各门思政课中，科学设计相关内容，保证不同阶段医学生医患沟通理论基础知识的获得。

3.2　提高教师的整体职业素养，建立医患沟通教育示范机制

教师以情感动学生，以事载道，以事名理，润物无声地让学生受益，让学生在情感、行动上获取认同。学生医患沟通能力的提升任务不单是医学人文教师的任务，而是和所有专业课老师息息相关，尤其是临床带教教师在与患者沟通的过程中，所表现出的语气语调、方式方法、对患者的尊重程度、对患者权利的认知都会对医学生有潜移默化的影响。因此，提高所有教师的整体素质，以良师的身体力行引导学生，真正发挥言传身教的作用。教师的身体力行，会激发学生学习、效仿的动机，当学生了解后，会在感情上产生共鸣，进行对比，反观自我，在认知上提高，接受潜移默化的教育。

3.3　结合临床实习，建立健全医患沟通的实践考核机制

医患沟通是一门实践性很强的学科，医患沟通教育要充分利用学生的寒暑假做好社会实践、志愿者活动等，使社会实践和志愿者活动与医学生的临床实习互补。在长达 1 年的临床实习期过程中，医学生应注意加强与患者关系的建立和沟通，把理论知识和实践相结合，进而形成对患者的仁爱之心。带教教师要加强临床实习阶段学生的医患沟通技能的考核，以敦促其践行。

参 考 文 献

［1］　李恩昌，刘宪亮. 论医学生医学职业人格培养的必要性——医学职业人格研究之一［J］. 中国医学伦理学，2005，18（1）：21-24.

［2］　张铁山，李殿富. 阐释学语境下的医患沟通——探寻理解之路［J］. 医学与哲学，2005，26（11）：9.

［3］　王锦帆，尹梅. 医患沟通［M］. 北京：人民卫生出版社，2013.

读医学"职业人格"文章刍议

读了《中国医学伦理学》杂志2005年第1期李恩昌、刘宪亮撰写的《论医学生医学职业人格培养的必要性》,以及2005年第2期一组"职业人格"文章(以下分别简称"首文"和"组文"),颇感欣喜,它给时处乏力、乏效状态下的医德教育送来一股清风、一阵春雨。它有助于把医德教育推进一步、深入一层、提高一级,因为这篇(组)文章具有引领性、系统性、践履性和资政性。它有助于引领医德教育步入一个新境界;它系统阐述了"职业人格"是什么、为什么和怎么做;它切中当前医德教育的要害,找到了医德教育问题的症结,抓住了医德教育的核心;它的资政性表现在它想从教者之所想、求从教者之所求,对从教者在如何推进医德教育上提了醒、支了招、献了策。"首文"与"组文"在医学职业人格的认知、职业人格的力量和职业人格培育的践履上都有独到的见解、深入的阐述,值得我们认真地读一读、想一想、议一议。笔者以个人之所感,也参加到"议一议"之中。

1 关于职业人格的认知

关于职业人格的教育、修炼与形成,其起点是对职业人格的认识和理解,知之越清、理解越深,观念就越牢,信度就越强,行动起来就越坚定、越有力。"首文"作者深谙此理,故对什么是职业人格、什么是医学职业人格做了清晰的交代。"首文"指出:职业人格、医学职业人格是指其"作为职业权利和义务的主体所具有的基本品质和心理特征"。[1]这一概括包括3层含义:一是人的品格,二是做人的资格,三是人的性格与人的心理特征。

1.1 人的品格

这是伦理学上对人格的定义。古人很重视人的品格,认为人品乃是人的行为之本,"品高行自高,行高誉自来";认为"格"是做人的方框(规矩)。孔子有言:"道之以政,齐之以刑,民免而无耻。道之以德,齐之以礼,有耻且格。"[2]这里把"格"视为做人的正道。唐代医家孙思邈更明确地提出"智圆行方"说,明代医家李中梓对"行方"的解读为:"宅心醇谨,举动安和,言无轻吐,目无乱观,忌心勿起,贪念罔生,毋忽贫贱,毋惮疲劳。检医典而精求,对疾苦而悲悯。如是者谓之方。"[3]

本文作者张鸿铸,刊载于《中国医学伦理学》2006年第2期。

1.2　做人的资格

这是法学上对人格的定义。它是说,做人如超出了道德底线而触犯了法律,就背离了做人的资格。我们说,守住做人的底线,人生的路就不会走偏。底线是义与非义的线,是罪与非罪的线,线上是坦途,线下是深渊。做人就要崇德守法,站稳脚跟不出线。

1.3　人的性格与人的心理特征

这是心理学上对人格的定义。它是在人格类型或人格特质的范畴内来探讨人格的形成和发展、人格的稳定性、人格的差异性、人格的测量和人格教育,是我们医学职业人格教育应该了解和研究运用的。

1.4　理想人格

是上述人的品格、做人的资格和人的性格等的综合体,是从医人员品格修炼的高层次追求。理想人格,体现在"待人如己"的道德黄金律之中,体现在"大医精诚"的传统医德规范之中,体现在"毫不利己,专门利人"的白求恩精神之中,体现在"舍生忘我"的抗非典义士的壮烈行为之中。

2　关于职业人格的力量

"首文"指出:职业人格"是人生存和发展的必备条件,也是社会持续发展的动力源泉"。职业人格教育"有助于增强学生的责任意识和奉献意识,有助于医学生形成健康的医学职业人格"。[4]它强调:人格是力量之源,是成功之道,是做人之本。

2.1　人格就是力量

职业人格是人的行为动力,是医务人员救死扶伤的力量所在。人格越高尚,行为的内动力就越大、越持久、越坚定。英国学者查斯特·菲尔德讲过一句颇有分量的话:"人格就是力量。在一种更高的意义上说,这句话比'知识就是力量'更为正确。没有灵魂的精神,没有行为的才智,没有善行的聪明,虽说也会产生影响,但是它们都只会产生坏的影响。具有高尚品质的人,一旦和坚定的目标融为一体,那么他的力量就可惊天动地,势不可挡。"[5]英国学者斯迈尔斯 1871 年出版的《品格的力量》一书,在全球畅销 130 年不衰,被誉为"人格修炼的圣经",足见人格力量为世人重视的程度。

2.2　品格决定前程

人的品格关乎人的生命价值,关乎事业的成败。品格越高尚,行为就更有力,才能就更精进,前程就更光明。人们说,人的品格有多高,成就就有多大。一些科学家认识到,从事科学研究的人一定要懂得一些人文道理,方能铸就科学品质。藏在科学背后的真正动力是人文精神。决定一个人的前程动力是道德境界、是人格的魅力。

2.3 品格是做人之本,为医之道

即无德不成人,无德不成医。人的品格正是道德的核心所在。一位哲人说:人不一定能使自己伟大,但一定能使自己崇高。崇高的人格,人人应该做到,也可以做到,关键在于人格教育和自身的人格修炼。

3 关于职业人格的培育

“组文”以专文(医学职业人格研究之二)谈了医学生职业人格培养的内容与途径,阐述了培养“稳定的职业心理”“良好的职业性格”等4项内容,“医学课程设置与人文课程设置相统一”“理论教学与实践教学相统一”“人格教育与人格影响相统一”等5种途径。[6]这是一项较完整、较求实、也较求是的教学设计,不仅适合医学生职业人格教育,也适合在职医务人员职业人格的继续教育。在这里仅就他教与自教、言教与身教、认知与践行几个重点问题,作为感言加以赘述,对有关规律性问题借已往研究加以重申。

3.1 他教与自教

“组文”视此为一个十分重要的问题,教育学家也都力主他律与自律的结合。历史和现实都证明,只讲他律或只讲自律是不行的,必须把两者切实地结合起来。我们曾经提出“他自合律”说,即两律并存、两律相成、两律互补、两律融合。两律融合的契合点是“人叫为+己要为”,即外力加内力,而成为一种一加一大于二的乘积效应。[7]

3.2 言教与身教

“组文”很注重教育的言传身教,指出“教师的教育是一种人格塑造另一种人格的事业,教师的人格魅力是一种巨大的教育资源”。人们深知,用人格的魅力去感染青年人比一些空洞的说教更起作用。笔者在《论卫生职业道德规范建设》一文中曾提出“爱护学生,德才并育;为人师表,言身并教;精深教业,鱼渔并授;带好实习,生患并爱;转变模式,身心并重;学校文明,师生共建”的师德规范。[8]我们说,要授人以渔,先要自己有治鱼之道。罗曼·罗兰有言:“要散布阳光到别人心里,先要自己心里有阳光。”我们的教育工作者,首先应该是一个人格高尚者。

3.3 认知与践行

“首文”很注重职业人格培养中认知与践行的统一,强调“实践教学是医学生成才的关键阶段,是把医学知识向能力和人格转化的重要一环”。即是我们都在关注的知行统一规律。我们知道:知行统一,并不是由知直接转化为行的,而是通过“情感、意志、信念”这些环节实现的。其转化过程可以列出这样一个三段式:“知识通过情感、意志、信念行为”。[9]据此,职业人格的形成,不仅要在人们的认识提高上下功夫，更要在人们的情感、意志和信念的培养、修炼上花力气。

在人的品格教育与修炼上，古人早就强调：要实现做人的目标，必须具备一系列的优秀品德，“自天子以至庶人，壹是皆以修身为本”。西方也把人格教育视为重要的人文教育内容。“组文”引用威尔森的话说：“今天美国公立学校最具前瞻性且最流行的道德教育方法是人格教育。”杜威则把人格教育视为学校“天职的核心”。[10]我国学界近年也发表了诸如盛亦如的《教师素质与人格魅力的教育功能》等文章。由此可以看出，古今中外在人格教育上有很大的思量、探讨、传承和借鉴的空间，期望借“首文”与“组文”的清风和春雨，吹开和滋润医德教育的思路和心田，让职业人格教育之花在医学校园和医院中绽放。

参考文献

[1] 李恩昌，刘宪亮. 论医学生医学职业人格培养的必要性[J]. 中国医学伦理学，2005，18(1)：21.

[2] 吴树平，赖长扬. 白话四书五经[M]. 北京：国际文化出版公司，1992.

[3] 张鸿铸，何兆雄，迟连庄. 中外医德规范通览[M]. 天津：天津古籍出版社，2000.

[4] 李恩昌，刘宪亮. 论医学生医学职业人格培养的必要性[J]. 中国医学伦理学，2005，18(1)：21.

[5] 查斯特·菲尔德. 人生的第9种修炼——写给决心锤炼自己品格的你[M]. 赵丁，编译. 北京：地震出版社，2002.

[6] 刘宪亮，李恩昌，尚进，等. 论医学生职业人格培养的内容及途径[J]. 中国医学伦理学，2005，18(2)：10-11.

[7] 张鸿铸. 医院道德文化[M]. 天津：天津社会科学院出版社，1996.

[8] 张鸿铸，何兆雄，迟连庄. 中外医德规范通览[M]. 天津：天津古籍出版社，2000.

[9] 张鸿铸. 医院道德文化[M]. 天津：天津社会科学院出版社，1996.

[10] 孟秀红，张锋，王磊，等. 塑造医学职业人格与思想政治工作创新[J]. 中国医学伦理学，2005，18(2)：16-17.

当前生命伦理的若干热点问题与挑战

——世界卫生组织前副总干事胡庆澧教授访谈录

李恩昌：尊敬的胡教授，您长期在世卫组织工作并担任副总干事，回国后又担任联合国教科文组织生命伦理学委员会委员，还担任上海医药临床研究中心独立伦理委员会主任。像您这样丰富阅历的学者在国际上也是很少有的。吴阶平院士曾这样评价您："凭借着渊博的临床医疗经验和丰富的世界卫生组织工作经历，站在全球的高度，对世界卫生发展趋势、各国卫生工作情况、各种疾病的预防与控制、我国社会经济与社会保障事业的协调发展等问题提出了真知灼见，为我国领导人正确处理国际事务提供了参考依据，为我国卫生事业走向世界作出了杰出贡献。"陈竺院士也对您给予高度的评价，他说："胡先生所走过的路程、积累的经验和创造的财富，都足以给医疗卫生工作者以宝贵的启迪、借鉴。就是这么一位充满热情的前辈，无私地投身于国内外的卫生事业，巧妙地处理了各种世界卫生难题，为国际卫生工作，特别是全球的妇幼卫生、生殖保健、旅行医学、非传染病、药物政策和传统医药，以及生命伦理等方面作出了重要贡献。在他身上，不单单是一种对事业的追求，更有着令人敬仰的人格力量。"我也深深感到，您在生命伦理学领域的许多见解深刻而中肯，常常给人拨云见日之感。当前，生命伦理学的热点与挑战为学术界关注，请您就此谈谈自己的看法。

胡庆澧：首先，当今的生命伦理更关注公正性和维护群体的利益。伦理与循证是世界卫生组织 6 项核心功能之一；世界卫生组织成立至今 65 年，阿拉木图会议至今已 35 年；WHO 的宪章："人人享受最高而能获致之健康标准为人人基本权利之一"，因此获得医疗保健的公正性，是 WHO 的主要宗旨；二战后生命伦理学由传统的"大医精神"进而关注到科研伦理及开展医学研究时，研究和获益中的公正性问题；近年来进一步关注群体健康的公共卫生伦理，关注群体健康的设计、执行和监管。在重大传染病威胁时，还应考虑群体健康的社会责任，因此为了保护群体利益，科学合理地限制个人活动得到伦理辩护。我在联合国教科文组织任职生命伦理委员时，特别强调这一点。

西非正经历历史上规模最大、最严重、最复杂的埃博拉病毒病疫情。过去 10

本文采访者李恩昌，刊载于《中国医学伦理学》2015 年第 5 期。

年间,在为埃博拉病毒病开发药物和疫苗方面开展了大量科研工作。其中一些研究在实验室已经显示出很有希望的结果,但还没有进行过针对人类的安全性和疗效评价。2014 年 8 月 11 日,世卫组织召集专家审议并评估就使用未注册药物做出临床决定的伦理影响。提供此类干预措施必须按照伦理标准进行,包括对治疗的所有方面保持透明、知情同意、自由选择、保密、尊重患者、保持尊严以及社区参与。

非传染性疾病(慢病)严重危害人民健康,我国非传染性疾病的死亡总数已占所有死亡人数的 87%,其中,心脑血管疾病的死亡率就占到 45%,癌症占 23%。

非传染病(糖尿病、高血压、心脑血管病、肿瘤等)的防控需要卫生部门对个人不健康行为的干预,如烟草、酒精、饮食以及胆固醇、体重指数和血糖等。公共卫生的干预,个人行为的改变,是全社会的责任。强调研究过程与结果同样重要,强调参与、透明和义务,强调知情同意和社区监管功能;国际合作中的监管问题:临床试验"移植旅游"及代孕,对低收入国家剥夺与伤害问题。

信息化带来的医患关系变化也值得关注。互联网对医患关系变化的影响:信息获取的便捷性,改变了传统的医患服务模式。

医疗领域面临的挑战

疾病治疗的难题:复杂疾病的治疗难题,罕见病的诊治研究,重大和新发传染病的防控。

社会变化的影响:人口老龄化,城镇化,经济增长,生活方式的变化。

医疗行业的需求:高质量医疗资源的供给,知情权的增加,更为丰富的医疗产品,多层次、多样化的医疗服务,以患者为中心的护理环境,医疗成本的控制,医院管理的改进,医疗机构之间的良性竞争,医疗保险和支付方式的改进,医疗服务资源(包括研发资源)的整合。

李恩昌:我国老龄化进程很快,临终关怀已引起了广泛关注。请您谈谈这方面的情况。

胡庆澧:临终关怀和安乐死(euthanasia)是有区别的,它没有去促使其死亡,医生不会给予病人致其死亡的药物,或给予患者致死的劝导,而是希望临终患者能有尊严地、没有痛苦地度过他的终末期。

世界卫生组织(WHO)对临终关怀的界定:临终关怀是对无治愈希望病人的整体性照顾,不以延长临终者生存时间为重,而以提高患者临终阶段生命质量为目的,维护他们的生命尊严。

2014 年 1 月 28 日,世卫组织和世界姑息治疗联盟(WPCA)在其联合出版的《临终姑息治疗全球地图集》指出,估计每年共有 2000 多万名患者需要临终姑息治疗,目前只有 1/10 的人获得这类服务,且 80%在高收入国家。

世界卫生组织(WHO)早在20世纪90年代后期就已提出终末期护理、临终关怀及无效医疗等概念(TerminalCare, Endoflifecareand Futilemedicalcare),而且注意到一个人一生的医疗保健费用,1/4~1/3都花费在临终前的1~2周内,而且大多是一些无效的医疗。

心肺复苏等科学技术的发展,提供了终末期患者延长生命体征,但一些治疗手段也增加了病人的痛苦,损害了病人的尊严!谁有权决定停止复苏?

2011年,伊朗德黑兰医科大学医学伦理系教授,联合国教科文组织国际生命伦理委员会副主席AlirezaBagheri教授,筹划出版一本有关临终关怀无效医疗(Futilemedicalcare)的书并邀请我国学者参与,我请上海市闸北区临汾街道施永兴院长执笔介绍我国的情况。施永兴院长也是中国生命关怀协会生命关怀研究中心的常务副主任。

2013年,我国总人口13.53亿,60岁以上占2亿,占总人口数的14.9%。上海市2013年在户籍人口中,60岁以上老年人口达到387.62万,占总人口数的27.1%,到2030年本市老年人口将高达785.5万,占总人口数40%。

调查显示,我国癌症病人700多万,每年因癌症死亡160万人。上海近年来每年因肿瘤死亡3.6万人,70%的癌症晚期病人需要给予止痛、心理安抚等"舒缓疗护"及临终关怀。2012年2月28日,署名秦岭的网友在网上发布了《一名癌症晚期病人家属致上海市委书记的信》,引起了市领导和广大市民的关注。在上海市政协十一届五次会议上,农工党上海市委还专门提交了一份题为《关于推进本市临终关怀的若干建议》的提案。提案建议,上海市政府应该通过制定相关政策、法规,明确临终关怀服务保障与社会医疗、养老保险制度的衔接措施,给癌症晚期病人提供一个有尊严、稳定而安全的就医环境。上海市已在18个区(县)确立了社区卫生服务中心,设立舒缓疗护(临终关怀)科。

2014年4月24~25日,临终关怀(舒缓疗护)伦理与实践国际研讨会在上海举行,28位国内外专家在会上做专题发言,350多位全国各地的学者及医务工作者参加了会议,交流了临终关怀及无效医疗在全球的现状及面临的伦理挑战。

李恩昌:干细胞研究与临床应用也是生命伦理学的一个热点,其中的问题和教训不少,想听听您的见解。

胡庆澧:干细胞的研究与临床应用是转化医学的一个实例。我国的干细胞研究与国外在同一起跑线上,某些方面还在领先地位。2010年,卫生部已注意到干细胞临床应用中某些医疗机构的不规范行为,委托上海的课题组经过1年的调查研究,制定了干细胞临床研究与应用的伦理规范,卫生部在2012年1月6日发出了《关于开展干细胞临床研究和应用自查自纠工作的通知》;中国科学报于2012年2月14日刊载了《卫生部整顿干细胞治疗乱局》的长篇报道,文章指出"全世界的患者正在涌向中国,中国的干细胞产业乱象丛生。干细胞临床市场将进入全面整顿期……"

干细胞的研究不能重复基因治疗的故事。干细胞的研究和临床应用,是转化医学由实验室到临床的一个实例,但不规范的干细胞的临床研究,拖累了我国的前进步伐,临床滥用不但伤害了病急乱投医的大批患者,还严重损害了我国在生物医学发展中的形象。

2008—2009 年,卫生部科教司委托医学伦理专家委员会开展有关研究项目——干细胞研究与临床应用的伦理准则;2010 年,该伦理准则经卫生部医学伦理专家委员会讨论后提交卫生部;2012 年,卫生部与国家食品药品监督管理总局成立干细胞临床研究与应用规范整顿工作领导小组办公室,开始实施有关干细胞的整顿与规范管理工作。为了保证干细胞临床试验研究过程规范、结果科学可靠,保护受试者的权益并保障其安全,卫生部在 2012 年 1 月 6 日,发布了《关于开展干细胞临床研究和应用自查自纠工作的通知》。

国家卫计委和国家食品药品监督管理局成立"干细胞临床研究和应用规范整顿工作领导小组"。

2013 年我国卫计委成立了,国家药监局成立了干细胞临床研究和应用规范整顿工作领导小组办公室和专家委员会,并由专家委员会议定了 4 项建议草案:《干细胞临床研究管理办法草案》《干细胞临床试验研究基地管理办法》《干细胞制剂质量控制和临床前研究指导原则》以及《干细胞临床研究管理办法实施细则》。在细则中也包含了干细胞基地伦理委员会的组成、伦理审查和批件等相关规定。2014 年,上述文稿在网上公布征求意见后又做了进一步修改;2015 年 3 月,国家卫计委与药监局又一次在网上公布了《干细胞临床研究管理办法(试行稿)》及相关的解读与政策。2015 年 4 月 20 日,国家卫计委与药监局召开专家论证会,就反馈意见听取专家论证意见,希望最终的文本可在近期发布。

李恩昌:美国总统奥巴马提出精准医学后,医学界反映强烈,我们知道他是基于基因检测而提出的,请您谈谈这方面的情况。

胡庆澧:基因检测对疾病防治带来的变化:目前通过基因检测,1508 种罕见病可以检测,600 多种可以预防和控制。心脑血管疾病、糖尿病以及癌症已经成为全球主要疾病负担,2011 年 WHO 即已指出,40%的癌症患者可以通过预防而不得癌症,40%可以通过早发现、早诊断、早治疗而治愈,20%可以带癌生存,充分说明癌症早发现、早诊断、早治疗的必要性和重要性。药物基因组学,是根据不同病人的不同基因背景个性化用药,用基因组学检查到合适的病人,在合适的时机,进行合适的治疗,使药物疗效最大化、药物不良反应最小化。

精准医疗的形成背景契机:人类基因组计划的实现,基因组测序时间缩短,基因测序费用降低,研究成果转化。

人类基因组计划1990年正式启动;2005年测序工作已基本完成,测序价格降低,测序时间缩短:2007年,高通量测序技术出现,一个人的全基因组测序时间由数年缩短至3天。

第一个基因组计划用时13年,耗资30亿美元;第二代测序技术几周时间,价格5000~2000美元;第三代测序技术数天,价格1000美元;第四代测序技术有望缩短到数小时,价格100美元。

根据美国一位很有名望的遗传病学专家McKusick教授的收集统计,目前已经知道的遗传性疾病有4000多种,分为单基因遗传病、多基因遗传病、染色体3类。我国著名的遗传学家、复旦大学谈家政教授,为遗传学研究培养了大批优秀人才,建立了中国第一个遗传学专业,创建了第一个遗传学研究所,组建了第一个生命科学院。我国是出生缺陷高发国家,据估计我国每年有90万~100万出生缺陷患儿出生,约占出生总人口的5.6%,已严重影响我国出生人口素质和儿童健康水平。虽然我国出生缺陷监测系统已有20年的历史,然而其覆盖的病种尚不足1%,相当比例的重大出生缺陷与遗传病在中国人群中流行现状和变化趋势等基础数据仍未掌握,缺乏流行病学基础数据。

人类基因组学的研究,让生物医学对疾病的认识达到分子水平(molecular under pinnings of disease),为个性化医疗(tailored the rapeuticsorpersonalized medicine)或精准医学(Precise Medicine)打下了基础。个性化医疗因此有可能优化药物的定向投放(靶向治疗)和使用剂量,在治疗中让患者可以得到最大的好处、最少的风险,减少目前让许多病人忍受反复尝试的困难,去找到正确的药物和剂量。

2015年,奥巴马在国情咨文这样提出精准医学:“21世纪的经济将有赖于美国的科学技术和研究开发。我们曾消灭了小儿麻痹症,并初步解读了人类基因组。”“希望,我们的国家能引领医学的新时代——这一时代将在合适的时间给疾病以合适的治疗。”“今晚,要启动一个新的‘精准医学计划(Precision MedicineInitiative)。’这一计划将使我们向着治愈诸如癌症和糖尿病这些顽症的目标迈进一步,并使我们所有人,都能获得自己的个体化信息。我们需要这些信息,使我们自己,我们的家人更加健康。”

美国实施的2.15亿的精准医疗计划,1.3亿美元用于志愿者招募和基因测序,7000万美元用于解码肿瘤基因及开发新疗法,1000万美元用于引进相关的技术和专家,500万美元用以保护个人隐私。

李恩昌:您多次提到“三亲婴儿”问题,请您谈谈生殖技术和基因编辑带来的伦理挑战。

胡庆澧:2015年3月16日,英国下议院以382票赞成、128票反对的表决结果,通过一项争议性的三亲婴儿基因改造议案。此议案可以让线粒体遗传性疾病的母亲生育健康的后代;理论方面的争论:是否开放了设计婴儿(Designerbaby)这一禁区。

关于生殖细胞和人胚的基因修饰问题,我国科学家黄军就团队在世界上首次利用一种被称为 CRISPR/Cas9 的基因编辑技术,在试行修饰人胚基因。这项针对人胚的研究引起了科学界和伦理学界的极大关注和争论,美国 NIH、科学家及伦理学家认为对生殖细胞和胚胎的基因修饰是一条不可逾越的红线,但也有科学界及伦理学家持不同意见。

2015 年 3 月 19 日,18 位著名科学家、法学家和伦理学家等在《科学》杂志的在线“政策论坛”发表了一项声明,题为《前往基因组工程和生殖系基因修饰的审慎道路》(APrudent Path Forward for Genomic Engineering and Germline Gene Modification),建议“采取步骤强有力地阻止将生殖系基因组修饰应用于人进行临床应用,然而应在科学和政府组织之间对这类活动的社会、环境和伦理含义进行讨论”。这里需要澄清的是:①这里要“阻止”的是包括以增强为目的以及以预防疾病为目的的生殖系基因修饰;②这里要“阻止”的是这种技术的临床应用,不阻止非临床的应用,不禁止对细胞、细胞系或组织的研究,甚至不禁止对可能成为生殖系一部分的细胞、细胞系和组织的研究,例如对人的胚胎干细胞系、人的诱导多能干细胞系的研究,直接对卵和精子的前驱细胞,甚至直接对人卵和精子的研究。

美国 NIH 在 2015 年 4 月 29 日发了一则声明,说明 NIH 过去支持应用 CRISPR/Cas9 的方法在小鼠疾病的基因敲除,以及在一个对人类免疫细胞,抗 HIV1 的基因修饰研究。但 NIH 不会支持对人类胚胎的基因修饰,为了临床应用的目的而对胚胎的生殖细胞修饰,这一争论已有多年,认为是一条不能逾越的红线。对生殖细胞影响下一代,由于严重且无法量化的安全问题,以及伦理上对下一代无法知情同意,因而没有在胎儿进行该项技术做基因修饰的理由。

我国国家卫计委医学伦理学专家委员会最近进行了讨论,提出了意见,认为:由于对生殖细胞基因治疗的未知和不确定因素很多,生殖系的基因治疗目前不能保证避免对后代的伤害,任何对生殖系基因的修饰的临床应用应持极为审慎的立场,目前不应进行临床试验,该研究使用的是无法发育为人类个体的胚胎。科学家之所以选择不能存活的胚胎也正是基于对编辑/修改生殖细胞可能带来的伦理学问题的关注。研究方案经过了该机构伦理审查委员会的伦理审查并获得批准,科学家使用临床辅助生殖中心将要丢弃的胚胎,并且获得了胚胎父母的知情同意,科学家研究使用的人类胚胎来源及使用程序合规;仅仅出于基础性研究目的对生殖细胞的编辑是可以得到伦理学辩护的,因为这项研究有助于增进科学知识的积累,可能揭示更多的基础科学问题。在考虑制订对技术应用的管治政策时,必须区分基于技术和安全性考虑和基于道德信念分歧的考虑。涉及科技的国内国际政策都应该是与时俱进的，以适应科技的迅猛发展和社会价值的转变。

生物样本库、基因组学及卫生相关的数据共享对转化医学和精准医学起着关键的作用。

我国生物样本库发展起步较晚。我国有56个民族，有丰富的人类基因资源。生物样本库的伦理、法律与社会问题大家也应关注。

神经科学是当今发展得最快的一门学科，研究者人数剧增超过了其他的学科；功能性核磁共振的应用及可能带来的诊断大脑的机能也引起伦理问题；神经科学的发展可以诊断、治疗和康复很多目前不能医治的神经、精神疾病，也可以用来作为强化战士的作战能力或瓦解敌军的战斗力，因此神经科学引发了更大的伦理挑战。

合成生物学也是热点之一。合成生物学是以基因组学、系统生物学知识和分子生物学技术为基础，综合了生物与工程领域的一门新兴的交叉学科，使人们进入了人工设计、合成自然界不曾出现的人造生命体系，包括基因模块、生物元器、细胞工厂等。目前合成生物学已经在能源、医药、材料、农业、环境等领域表现出巨大的发展潜力和应用前景，有望在生物燃料、疫苗、药物开发、清水源、治理污染、食品的生产方面发挥巨大的潜力。

合成生物学的伦理与安全和安保问题，打破了自然与非自然的界限，以及对人工细胞、活的机器等新概念的诠释。对人类的潜在危害和风险（与遗传学、神经科学、干细胞、纳米技术相似的问题）如用于人类的基因增强问题。污染自然基因库的风险（合成有机体将基因转移到自然有机体内）由实验室逃逸的风险（合成有机体有可能不停地复制而破坏生态环境，利用该技术进行恐怖袭击或制造生物武器），国家和国际的合成生物学监管问题：预防原则、强制性规定、保护公众健康与安全、保护生态、保证民众的知情与参与、相关企业的问责制、保护经济与环境等。

生物技术和信息技术的融合，有助于解决当前医疗领域面临的挑战。

生物技术与信息技术的融合应用有：生物芯片，脑科学计划，达·芬奇手术机器人（DaVincisurgicalrobot），个性化用药，慢性病管理系统（Chronicdiseasemanagementsystem），智能穿戴设备（Wearablesmartdevices），“虚拟人”（VisualHuman），3D打印（3DPrinting），远程监护（Remotemonitoring），异种移植（Xenotransplantation）。

生物科研的伦理挑战：合成生物学带来的生命和自然发生的概念和理解，遗传资源的获取和惠益分享。保障公民的权益：遗传信息的保护，遗传信息的知情权和不知情权，医疗的知情权，惠益分配的公正性、公平性等。新技术运用带来的安全问题：生物安全，信息安全。

总之，科学家：能做什么；伦理学家：该做什么；法学家与政府管理部门：准许做什么。让我们以良性互动来共同促进生物科技的发展。

李恩昌:您名字中有“澧”字,不少人以为您是湖南人,读您的传记才知您是浙江嘉兴人。您幼年因日本侵略我国而颠沛流离,这段经历对您成长为知名的学者和社会活动家有何影响?

胡庆澧:谢谢你对我这段经历的关注。幼年时的颠沛流离对我的人生成长确实有重要影响。国仇家恨培养了我坚持正义、热爱祖国、热爱和平的民族觉悟,也培养了我的意志与毅力,使我有底气去面对学习、生活和工作中的困难并努力克服它们。

从医学人文到人文医学

——钟南山院士访谈录

李恩昌:尊敬的钟院士,您好!您曾在有关会议上讲到对医学人文精神的几个看法,得到了学术界的认同。这些观点有:医学人文精神是调动患者积极性、解决患者痛苦的重要组成部分;健康的医学人文精神是实现现代化医学模式的促进剂;医学人文精神核心不是"态度好",而是想方设法治好病、防好病。您在和余秋雨的一次谈话中说,您正在全力建立一门人文医学。我认为这是非常必要的,也是完全可行的。因为,从学科的角度来讲,医学人文是人文科学,而人文医学是医学科学,医学科学就要直接面对人的疾病和健康。您所讲的以上3个方面,都具有了人文医学的含义,因为它们都能直接治疗人的疾病和恢复病人的健康。这也是当前医学界最迫切需要的学科。不知我这样理解是否妥当?

钟南山院士:是的,医学人文精神更重要的体现为调动患者的积极性,解决患者痛苦这些方面。我再提一下我经历的2个实际病例:

第一个患者是一位姓钟的先生,今年55岁。1995年,钟先生开始反复咳嗽、咳痰,间隔有发热,当时到医院诊断为支气管扩张。2003年,他又出现咯血、进行性气促症状,已不能行走,肺功能显示为极重度混合型通气障碍,医生认为生存期只有半年。40岁的钟先生绝望地写下了遗嘱。2004年的一天,他到广州呼吸疾病研究所就诊。我结合病史综合诊断后,认为他患的是"泛细支气管炎"。面对绝望、情绪极度低落的钟先生,我给他耐心解释病情,并劝导他说:"你这个病可以治,但进程会比较慢,我们一定会尽力,你一定要有耐心!"

经过3个月的规范化治疗,他的症状明显改善。如今,各项检查显示钟先生病情稳定。从钟先生写遗嘱到现在已经十多年了,他的病情基本稳定,肺功能差别不大。看到他这些年来充满信心地坚持配合治疗,并取得了很好的效果,作为医生,我心里无比欣慰。因为他去过别的地方,说没有别的办法,只能肺移植,正是因为对他的耐心开导、积极治疗,使他树立了信心,坚持治疗11年,虽然比正常人差点,但是还可以,脑子很清楚。

另一位患者是我的好朋友戚先生。他曾打破100米蛙泳世界纪录,成为中国

本文采访者李恩昌、吉鹏程,刊载于《中国医学伦理学》2016年第3期。

第一个游泳世界纪录的创造者。1989 年，戚先生出现哮喘症状，但因工作忙，没有规范治疗。此后病情逐渐加重，需依靠口服激素来维持。1998 年，戚先生来广州找我就诊，从一楼爬到我所在的 3 楼竟用了 20 分钟。当时，戚先生对自己的康复完全没有信心，我反复给他做心理疏导，告诉他是可以治疗的，同时为他制订了规范的用药方案。他逐渐从绝望中走出来，积极配合治疗。3 个月后，激素用量逐渐减少，直到完全不用看到希望的戚先生开始体育锻炼，并坚持每天记录身体状况，恢复比较快。近 10 年来，他每天都能坚持游泳 1000 米。2015 年 3 月 25 日，他给我发来了一封邮件说：他已经 82 岁，对疾病治疗的经验有 3 条：第一，有病早就医，和医生密切配合，找准病源、对症下药，心平气和不烦躁、有耐心，准时服药；第二，做好病情必有反复的心理准备，不可能一帆风顺，要以平常心对待，和疾病作持久战；第三，人类天生就有极佳的自我修补机能，而豁达开朗，排除一切精神压力，天不怕地不怕的大无畏精神，又会反过来促进和增强人类天生的自我康复能力。

从我的角度体会，良好的医学人文精神会给病人带来乐观的情绪、战胜疾病的信心，对治疗的积极配合，有时会取得比较好的甚至意想不到的疗效，这是我的深刻感受。因为，大的层面是物质决定精神，但精神会反作用于物质；在小的层面，病情决定心情，心情又会回过来改变病情。病情越不好的人，心情也不好，这是一般规律。但是假如能够改变这个规律，通过医生的努力，使病人心情改变，对疾病康复很有利。我很相信这个。

还有个女病人患了肺癌，原来估计只能存活半年，到现在已经 4 年了，还在上班。因为她的心态很好，面对多次化疗导致的呕吐、厌食、肌肉酸痛，她很阳光，充满对生命的渴望，每次都坚持下来了。这个非常重要。我的看法是：良好的情绪和乐观的心情对病情的转归和预后能起到重要作用，而这种心情很大程度上来自医患之间健康的人文精神的交流。患者对疾病的积极态度常常来自医生的鼓励和安抚。

李恩昌：您讲这些说明医学人文与人文医学没有严格的界限，刚提到 2 个案例就是很好的证明。

钟南山院士：讲到这里，还要强调一点，健康的医学人文精神是实现现代医疗模式的促进剂。

以前的生物医学模式就病看病，就机体看机体，就器官看器官，现在对人的健康规律有了新认识，并且趋向系统，现在是生物心理社会医学模式。现在的医学是“4P”，即预测性（Predictive）、预防性（Preventive）、个体化（Personalized）、参与性（Participatory），所有的疾病倾向于早期预防、早期治疗。但是作为一个临床医生，这样不够，我加了一个“P”，叫作 Pre-symptomatic，即早干预，很多病早期干预就能解决问题。可以这样说，现代医学模式的核心就是对疾病的早发现、早诊断、早干预。

我们搞医学人文的人应该关心什么？大家知道，血压升高的人很普通，它会引起一系列病，如脑卒中、冠心病、外周血管病的增加，假如我们能够在平常患高血压的时候，把高压平均降低 12mmHg(1.60kPa)，低压降低 4mmHg(0.53kPa)，可以使脑卒中减少 35%~40%，心肌梗死减少 1/5~1/4，心力衰竭减少一半。老百姓不知道这个，医生知道的也不多，我们如果能够早期干预，可以减少很多这样的事件。

糖尿病也是这样，只要严格控制血糖，高血压、冠心病、白内障、视网膜病变等都能够明显减少。

中日友好医院在大庆进行了长达 20 年的研究观察，对于糖耐量异常的人群分 2 种干预，一种进行饮食的调节，减少糖、淀粉的摄入，另外参加一些运动，同时进行饮食干预，即饮食加运动干预。另设一个对照组。干预期观察 6 年，然后再连续观察 20 年。结果：健康生活方式组糖尿病发病率较对照组低 51%(在 6 年干预期)和 43%(在 20 年观察期)，二级预防可使近半数糖耐量损伤的病人不发展为糖尿病。

这启发我们，对疾病进行早期干预、早期预防和出现疾病再抢救所需的医疗费用的差别是很大的，所以干预和预防应当是医学工作者应高度注意的问题。及早干预和预防，我国的医疗费用会明显下降。这当然涉及医疗体制、社区医疗问题，但目前重视的人不多。

从患者角度来说，一般病情越重，预后越差，患者此时求治的积极性及迫切性越大，治疗依从性也更强。此时，人文精神主要体现为医生的关注、同情及尽力而为；相反，病情越轻，预后越好，病人求治的主动性和迫切性越差，治疗的依从性也更差。比如，在临床中遇到一些慢阻肺患者，肺功能测定显示肺功能已经下降，但尚未出现症状，医生苦口婆心劝对方早点吃药控制，不要等气促得很厉害时再来看，但一些患者总是不太愿意。此时，人文精神应体现为医生的预测、忠告及规劝，需要医生站在为患者着想的角度上去耐心劝说。所以，促进医学模式转变，医学人文精神的体现更有效、更节约，但是更难实践。换句话说，没有良好的医学人文精神支撑，没有对医学目的的深刻认识，现代医学模式不可能实现。而在当前医院市场化运作的大环境下，部分医院并不注重早防早治，甚至会认为病人越多越好，病情越重越好，这样收入才会增加。这是不可取的。作为研究医学人文精神和人文医学的同道、专家，我们的战略思想应当对此有所考虑。

在“5P”医学模式的实现中，医学人文有很多事情要去做，应对未发生的疾病风险进行提前预防，预测疾病的发生和发展，针对每个病人的心态进行个体化诊治，倡导每个人都应对自身健康尽责，全民参与健身，一旦发现高血压、糖尿病、慢阻肺病、肿瘤等,应早发现、早治疗。医学人文不仅要把关注的焦点放在下游的治疗环节,更应多去关注上游的预防和干预。

我常常在想,1873 年,即 143 年前,美国医生特鲁多留下了“有时是治愈,常常是帮助,总是去安慰”的墓志铭。过了 143 年,我们是否还是这样讲。我体会,特鲁多的墓志铭没有错,但内涵应该有所改变。过了 143 年,我们医学发展到今天这么高的水平,医学模式也在发生深刻变化,为什么不能变“常常是帮助”为“常常是治愈”? 如果我们可以做到早防早治,是完全可以做到的,主要看我们如何去做。

另外,当前医疗情况下,弘扬医学人文精神的内涵是什么? 应是把医学人文精神转化为人文医学,医学人文精神的核心体现不是“态度好”,而是“想方设法治好病、防好病”。

现在的医疗环境,一是大医院的体制基本上是国有民营制;二是公众到医院看病,是一个消费和购买的概念,那种医患合作共同战胜疾病的使命感削弱了;三是候诊长、看病短、沟通少、疗效差,医患关系紧张;四是举证倒置,医生怕负责任而导致的大检查、大处方、不敢“冒险”;四是大部分医生在医改中还处于被动、观望、彷徨的状态。既然选择做一名医生,就应始终牢记,人文精神是医者的品质和社会责任,无论置身于怎样的环境都不能放弃爱心、责任心和进取心。

医生不只是技术的产物,也是情感的产物,行医不是交易,而是使命,只有让医学走出商业交易和技术崇拜的误区,医患关系才能回归常态。医生被称为上天赐给人们的礼物,一个不懂得尊重并感恩医生劳动的患者是不懂得生命的尊严和价值的,医患之间必须合作才能共同战胜疾病。

李恩昌:您讲的这些生动、深刻。人文医学的确能够为患者治病和治好病,请您再概括讲一下其中的原理。

钟南山院士:为什么人文精神的发挥可以变成防病治病的人文医学呢? 因为其中深刻的道理,这也是不少人所知道的。

北京市一组随机对照调查的资料发现,癌症病人的生活经历中,曾经有不良心理刺激的高达 76%,而一般病人中有明显不良心理刺激的只有 32%。这些事实说明,长期的精神紧张、情绪压抑、心情苦闷、悲观失望等不良心理状态,是一种强烈的促癌剂。人体每天都生成癌细胞,多数人身上并未生成真正的癌,就是因为癌细胞刚出现便被及时杀灭了。但精神神经免疫学研究发现一个规律,自然杀伤细胞的战斗力与情绪休戚相关,不良情绪会削弱其战斗力,而乐观、自信等良好情绪能激发它们的活力。据测试,情绪低落时人体自然杀伤细胞活性可下降 20%以上,从而降低了它们的杀伤作用,抵御癌细胞的能力也就大大降低了。医者的责任就是用人文医学去改变病人情绪,让其拥有一个积极健康的心理状态。

李恩昌:钟院士,您讲得很好。这个道理虽然不少人也多少懂一些,但要深刻理解,非要有一定的人文医学知识不可,而要做到做好,就更难了。目前,我国学术界对建设医学人文和人文医学的热情很高,但人们对医学人文与人文医学的学科定义、研究对象、作用和地位并不统一,对建立这些学科的目的是什么并不是十分清楚。您讲的这些深刻机理和生动的病例,相信会对人们准确认识医学人文与人文医学的学科定义、研究对象、作用和地位,促进我国医学人文和人文医学的发展起到重要的推动作用。而医学人文与人文医学这些学科的建立,必将加快我国医学模式从生物模式转变为生物社会模式的步伐,提高我国的医疗服务水平,造福广大患者。